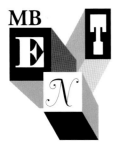

JN084113

編集企画にあたって……

　耳鼻咽喉科は「扁摘に始まり，扁摘に終わる」と言われるほど，扁桃手術はわれわれ耳鼻咽喉科・頭頸部外科医にとって，基本であり原点となる手術になります．このことばの通り，扁桃手術には，術野展開，層の確認と剝離，止血，深部操作といった耳鼻咽喉科・頭頸部外科手術の基本操作が多く詰まっています．また決して少ないとは言えない術後出血のリスク管理と出血時の対応も重要であり，多くの耳鼻咽喉科医が苦い経験を積んできた手術であると思います．扁桃手術ができずして，他の耳鼻咽喉科・頭頸部外科手術はできないと言っても過言ではありません．

　古来より行われてきた歴史ある扁桃手術も，その適応と手技は時代とともに変遷してきました．特に近年では，扁桃病巣疾患や睡眠時無呼吸の診断と治療法の進歩，コブレーター，マイクロデブリッダー，vessel sealing system といったパワーデバイスの登場による術式変化，外視鏡やロボットを始めとする新たな手術支援機器を用いたより安全で確実な扁桃手術など，目覚ましく変化してきております．扁桃手術の適応となる疾患を的確に診断し手術につなげることは，すべての耳鼻咽喉科・頭頸部外科医にとって求められる臨床技量であります．その扁桃手術をマスターする，指導する，そして新しい扁桃手術や診断に通じていることが，一流の耳鼻咽喉科・頭頸部外科臨床医の証とも言えるでしょう．本号では，この扁桃手術・扁桃疾患のエキスパートの先生方に，それぞれが得意とする扁桃手術の術式や適応疾患について，最新の情報をわかりやすく執筆していただきました．まさに本号は若手，ベテランを問わず，すべての耳鼻咽喉科・頭頸部外科医にお届けしたい内容となっています．是非お手元に置いて，明日からの扁桃疾患の診断や手術にお役立ていただければ幸いであります．

　末筆ではございますが，日常診療や業務に追われるお忙しい中，本企画のために原稿を執筆してくださった諸先生方に厚く御礼申し上げます．

2024 年 1 月

高野賢一

KEY WORDS INDEX

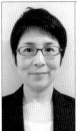

安達 美佳
（あだち みか）

1991年　浜松医科大学卒業
　　　　同大学耳鼻咽喉科入局
1994年　東北大学耳鼻咽喉科入局
1997年　仙台赤十字病院耳鼻咽喉科
2002年　仙台社会保険病院（現JCHO仙台病院）耳鼻咽喉科
2015年　東北大学病院耳鼻咽喉・頭頸部外科
2021年　同病院睡眠医療センター，副センター長

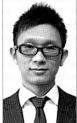

熊井 琢美
（くまい たくみ）

2008年　旭川医科大学卒業
2009年　同大学耳鼻咽喉科・頭頸部外科学講座入局
2012年　同大学病理学講座 免疫病理分野，助教
2014〜16年　米国ジョージア州立大学癌研究所，博士研究員
2016年　旭川医科大学頭頸部癌先端的診断・治療学講座，特任助教
2018年　同，特任講師
2022年　同大学耳鼻咽喉科・頭頸部外科学講座，講師

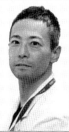

高野 賢一
（たかの けんいち）

2001年　札幌医科大学卒業
　　　　同大学耳鼻咽喉科
2006年　同大学大学院修了
　　　　帯広厚生病院耳鼻咽喉科
2007年　帯広協会病院耳鼻咽喉科
2008年　札幌医科大学耳鼻咽喉科，助教
2011年　米国イェール大学留学
2013年　札幌医科大学耳鼻咽喉科，講師
2016年　同，准教授
2018年　同，教授

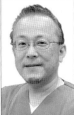

伊藤 真人
（いとう まこと）

1987年　山形大学卒業
1993年　金沢大学大学院医学研究科修了
1993〜95年　カナダ・カールトン大学（心理学部感覚神経研究室聴覚中枢研究）
1996年　金沢大学医学部耳鼻咽喉科，助手
1999年　同，講師
2009年　同大学大学院医薬保健学総合研究科，准教授
2012年　同大学附属病院耳鼻咽喉科・頭頸部外科，臨床教授
2013年　自治医科大学小児耳鼻咽喉科，教授
2021年　（兼）同大学耳鼻咽喉科，教授

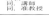

河野 正充
（こうの まさみつ）

2005年　和歌山県立医科大学卒業
2007年　同大学耳鼻咽喉科・頭頸部外科入局
2011年　有田市立病院耳鼻咽喉科
　　　　和歌山県立医科大学耳鼻咽喉科・頭頸部外科，助教
2014年　米国ペンシルバニア大学微生物学教室 Research Fellow
2015年　米国ニューヨーク大学微生物学教室 Associate Research Scientist
2016年　和歌山県立医科大学耳鼻咽喉科・頭頸部外科，助教
2020年　同，講師
2023年　同，准教授

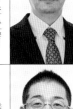

藤原 和典
（ふじわら かずのり）

2001年　鳥取大学卒業
　　　　同大学医学部附属病院，研修医
2002年　松江赤十字病院耳鼻咽喉科
2004年　京都医療センター耳鼻咽喉科
2005年　鳥取大学医学部附属病院
　　　　同大学大学院医学系研究科博士課程大学
2007年　同大学医学部，助教
2012年7〜12月　Memorial Sloan Kettering Cancer Center および The University of Pennsylvania に海外留学
2015年　鳥取大学医学部，講師
2017年　同，准教授
2021年　同，教授
2023年　同大学医学部附属病院低侵襲外科センター長

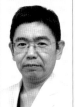

大堀 純一郎
（おおほり じゅんいちろう）

2000年　熊本大学卒業
　　　　鹿児島大学耳鼻咽喉科入局
2008年　同大学大学院耳鼻咽喉科，助教
2011年　同，講師
2021年　同，准教授

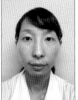

島田 茉莉
（しまだ まり）

2009年　秋田大学卒業
2011年　自治医科大学耳鼻咽喉科医局入局
2020年　同科，助教

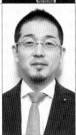

八木 正夫
（やぎ まさお）

1995年　関西医科大学卒業
　　　　同大学耳鼻咽喉科入局
1997〜99年　米国ミシガン大学留学
2000年　河内総合病院耳鼻咽喉科
2004年　関西医科大学耳鼻咽喉科，助教
2007年　医仁会武田総合病院耳鼻咽喉科
2013年　関西医科大学耳鼻咽喉科頭頸部外科，講師
2019年　同，准教授

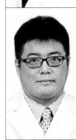

岡村 純
（おかむら じゅん）

2001年　浜松医科大学卒業
　　　　同大学耳鼻咽喉科入局
2002年　聖隷浜松病院耳鼻咽喉科
2003年　県立静岡がんセンター頭頸科
2005年　浜松医科大学耳鼻咽喉科
2009年　同，助教
2011年　米国ジョンズホプキンス大学留学
2013年　浜松医科大学耳鼻咽喉科頭頸部外科，助教
2018年　聖隷浜松病院耳鼻咽喉科，部長兼頭頸部・眼窩頸顔面治療センター長

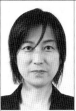

新谷 朋子
（しんたに ともこ）

1987年　札幌医科大学卒業
　　　　同大学耳鼻科入局
1992年　同科，助手
1994年　札幌肢体不自由児療育センター，他勤務
1998年　中村記念病院神経耳科
　　　　札幌医科大学耳鼻科，講師
2010年　とも耳鼻科クリニック，院長

CONTENTS 扁桃手術の適応と新しい手技

編集企画／高野賢一
札幌医科大学教授

Monthly Book ENTONI　No. 295/2024. 4　目次

編集主幹／曾根三千彦　香取幸夫

パワーデバイスによる新しい扁桃手術

【ENTONI®（エントーニ）】
ENTONIとは「ENT」（英語の ear, nose and throat：耳鼻咽喉科）にイタリア語の接尾辞 ONE の複数形を表す ONI をつけ，耳鼻咽喉科領域を専門とする人々を示す造語．

好評

\小児の/ 睡眠呼吸障害 マニュアル 第2版

編集　宮崎総一郎（中部大学生命健康科学研究所特任教授）
　　　千葉伸太郎（太田総合病院附属睡眠科学センター所長）
　　　中田　誠一（藤田医科大学耳鼻咽喉科・睡眠呼吸学講座教授）

2020年10月発行　B5判　334頁　定価7,920円（本体7,200円＋税）

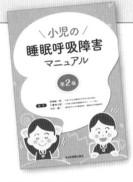

2012年に刊行し、大好評のロングセラーが グレードアップして登場!

睡眠の専門医はもちろんのこと、それ以外の医師、
研修医や看護師、睡眠検査技師、保健師など、
幅広い医療従事者へ向けた「すぐに役立つ知識」が満載。
最新の研究成果と知見を盛り込んだ、
まさに決定版といえる一冊です!

CONTENTS

全日本病院出版会　〒113-0033 東京都文京区本郷 3-16-4　Tel:03-5689-5989
www.zenniti.com　Fax:03-5689-8030

MB ENT, 295 : 1-7, 2024

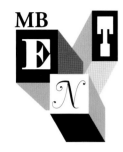

◆特集・扁桃手術の適応と新しい手技

扁桃手術の歴史を知る

伊藤真人*

Abstract　口蓋扁桃・アデノイド手術(扁桃手術)は,耳鼻咽喉科医が最初に学ぶべき手術の一つである.このうち,アデノイド(咽頭扁桃)切除術が始まったのは今から200年ほど前であるが,口蓋扁桃手術には3000年の長い歴史があることが知られている.紀元前1000年頃にはすでにインドで施術されていたとのHindu medicineの記録があるが,西洋においても古代ローマ時代(AD 30年頃)にはすでにその記載がみられ,AD 600年代には現代的扁桃手術とほぼ同等のメスによる扁桃摘出術が完成されていたことが窺われる.しかし,その後も扁桃手術法は変遷を続けており,ここ20年間は新しいデバイスを用いることで扁桃手術が大きく変わろうとしている.

扁桃手術の歴史を紐解くと,最近100年の間に行われてきた現代型の手術法が必ずしも完成された手術ではないことを示唆しており,刻々と変化しつつある現代的扁桃手術法の今後を予測する道標となる.岡倉天心の言葉にもあるが「歴史の中に我々の未来の秘密が横たわっている」のである.

Key words　口蓋扁桃摘出術(tonsillectomy),口蓋扁桃切除術(tonsillotomy),パワーデバイス被膜内口蓋扁桃・アデノイド摘出術(powered intracapsular tonsillectomy and adenoidectomy : PITA),アデノイド手術(adenoidectomy),扁桃ギロチン(tonsillotome)

はじめに

扁桃手術は耳鼻咽喉科医が最初に学ぶべき手術の一つである.現在,睡眠時無呼吸症,反復性扁桃炎などの病変に対して,口蓋扁桃摘出術とアデノイド(咽頭扁桃)切除術が広く施行されているが,これら2種類の扁桃手術の歴史は大きく異なっている.口蓋扁桃手術には3000年を越える歴史があることが知られているが,アデノイド切除術が初めて行われたのは,今から200年ほどに過ぎない.近接した部位の扁桃組織を切除する手術であるが,このような違いがみられるのはその解剖学的な位置によるものである.口蓋扁桃は,口を開けるだけで明視下におくことができるため,その存在と病的変化は紀元前の古代医術の黎明期から知られていたのに対して,アデノイドは開口するだけではみることができず,剖検症例において初めてその存在が確認された.

本稿では,口蓋扁桃手術,アデノイド手術の歴史について述べるとともに,現代的扁桃手術の術式変遷と今後の予測について言及する.

口蓋扁桃手術の歴史[1] (表1)

紀元前1000年頃にはすでに,インドにおいて口蓋扁桃手術が行われていたとの記録がある(Hindu medicine).これは特殊な切除刀を用いて口蓋扁桃の突出した1/3程度を切除する扁桃切除術(tonsillotomy)であったと考えられている.

AD 30年頃にはDe medicina(医学論)の著者として知られる,古代ローマ時代のケルスス(Aulus Cornelius Celsus, BC 25年頃~AD 50年頃)(図1)が,指(または鈍い鈎)を用いた剥離により被膜

* Ito Makoto, 〒 329-0498 栃木県下野市薬師寺3311-1　自治医科大学小児耳鼻咽喉科／耳鼻咽喉科学講座,
教授

表 1. 口蓋扁桃手術 3000 年の歴史

＊紀元前 1000 年頃，インドで施術の記録（Hindu medicine） 　　1/3 程度をナイフで切除する tonsillotomy
＊AD 30 年頃，Celsus：用指剝離による tonsillectomy について記載
＊Galenus（129〜201 年）：弦をもちいた手術 tonsillectomy？　tonsillotomy？
＊Aëtius（530〜560 年）：1/2 程度を部分切除する tonsillotomy
＊Paulus Aegineta（626〜690 年）：メスによる tonsillectomy をほぼ完成 　　その後，中世暗黒時代の中で，医学知識と技術は失われる
＊Ambroise Paré（1510〜1590 年）：ワイヤー絞断術　tonsillectomy（予防的気管切開すべき「悪い手術」） 　　1600 年以後，扁桃の必要性を重視する説から，手術に懐疑的となる
＊1828 年：Benjamin Bell の器械を改良した guillotine の登場，tonsillotomy 　　1884 年：Sir Morell Mackenzie：tonsillotome guillotine（tonsillotome）を完成
＊1906 年：Griffin，Casselberry によるメスと剝離による現代的 tonsillectomy の報告
＊1950 年以後：全身麻酔の普及により，現代的 cold steel tonsillectomy が主流になる
＊1990 年以後：パワーデバイスによる hot tonsillectomy が主流になる
＊2002 年以後：Koltai による被膜内口蓋扁桃摘出術（powered intracapsular tonsillectomy：PIT）の提案 　　tonsillotomy へ回帰？

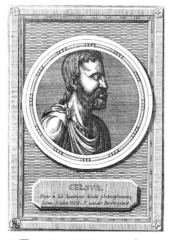

図 1. アウルス・コルネリウス・ケルスス（Aulus Cornelius Celsus）（http://www.phil-fak.uni-duesseldorf.de/philo/galerie/antike/celsus.html　Public Domain）

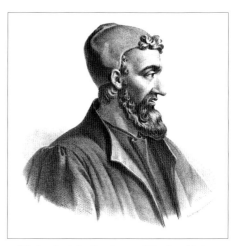

図 2. クラウディウス・ガレノス（Galen of Pergamon：Claudius Galenus）古代ローマ時代のギリシャの医学者．ヒポクラテス医学を継承し古代における医学の集大成をなした（https://ja.wikipedia.org/wiki/ガレノス　Public Domain）

ごと摘出する扁桃摘出術（tonsillectomy）の記載をしている．また，古代西洋医学の集大成を行ったことで知られるガレノス（Claudius Galenus，AD 129〜201 年）（図2）が，以後 400 年間行われることとなった弦で作った輪を用いた扁桃手術について述べている．この方法は，アエティウス（Aëtius Amidenus, AD 530〜560 年）が口蓋扁桃の 1/2 程度部分切除する扁桃切除術を推奨するまで行われたようである．7 世紀には，切除刃による扁桃摘出術について術後出血への対処を含む詳細な手順を含めて「初期医学著作の父」アイギナのパウロ

ス（Paulus Aegineta，AD 626〜690 年）（図3）によって記載され，口蓋扁桃摘出術はほぼ完成された手術となったと考えられている．すなわち，現代において広く施行されている cold steel tonsillectomy の原型は，すでに 7 世紀には完成していたのである．

しかし，その後の中世暗黒時代の中で，これらの手術の知識と技術はいったん失われてしまった．たとえば，中世サレルノ医学校の全盛期には，口蓋扁桃手術は扁桃周囲膿瘍の手術に限定されていた．また中世末期，ルネッサンス初頭にフラン

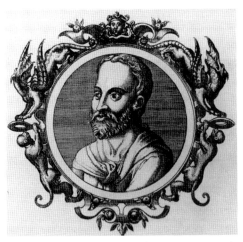

図 3. アイギナのパウロス(Paulus Aegineta)
(https://resource.nlm.nih.gov/101436686
Public Domain)

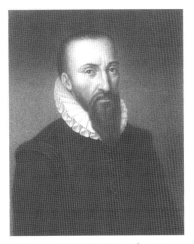

図 4. アンブロワーズ・パレ
(Ambroise Paré)
(http://www.sil.si.edu/digitalco
llections/hst/scientific-identity/
CF/by_name_display_results.
cfm?scientist=Par%C3%A9,%20
Ambroise　Public Domain)

a | b

図 5.
ベンジャミン・ベル
(Benjamin Bell)(a)と,
tonsillotome guillotine
の一つ(b)
(a:https://en.wikipedi
a.org/wiki/Benjamin_
Bell　Public Domain)

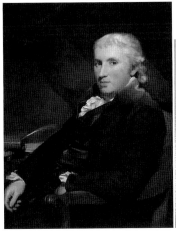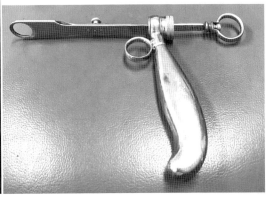

スの外科医アンブロワーズ・パレ(Ambroise Paré, 1510〜1590 年)(図 4)が口蓋扁桃摘出術について記録を残しているが,「この手術は死亡率の高い危険な手術で,術前の予備的な気管切開が必要な"悪い手術"である」とすら述べている.パレは代わりにワイヤー絞断器で徐々に絞めて摘出する方法を提案したが,この方法は非常に強い痛みと感染症を誘発するものであった.手術の危険性に加えて,当時主流であった口蓋扁桃についての誤った生理学的理論を根拠にして,外科医は扁桃組織を過剰に切除することに対して慎重であった.

このように,中世から1800年代に至るまでは積極的な扁桃手術は避けられる傾向にあったと考えられており,その後に現代的口蓋扁桃手術が広まるためには 3 つのパラダイム・シフトが必要であった.1 つ目は1828年のペンシルバニア大学外科学教授のフィジック(Philip Syng Physick, 1768〜1837 年)が,ベル(Benjamin Bell:エディンバラ外科医学校の父と称される外科医.1749〜1806 年)(図 5)が考案した器械を改良した絞断器を用いた手術法を開発したことである.1884年のマッケンジー(Sir Morell Mackenzie, 1837〜1892年)により tonsillotome guillotin(tonsillotome)は

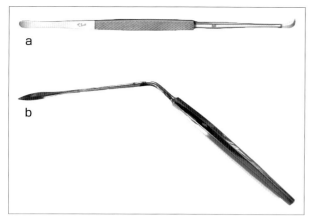

図 6. 口蓋扁桃メス(a)と扁桃剥離子(b)

完成したが，1800 年代の約 80 年間は tonsillotome を用いた扁桃切除術が主流であった．しかしその後，メスと剥離子(図 6)を使って口蓋扁桃を完全摘出するほうが部分的な切除よりも炎症症状の改善に優れていることが知られるようになり，米国では 1897 年までに口蓋扁桃の部分切除ではなく完全切除を行うことがより一般的となり，tonsillotome を使用した扁桃摘出術は最終的に施行されなくなっていった．

　現在行われている口蓋扁桃摘出術のはじまりは，1906 年の Griffin，Casselberry らによる報告からであり，現代的扁桃摘出術の歴史はここ 100 年程度なのである．20 世紀初頭，英国，米国では局所麻酔下の扁桃摘出術がより一般的になり，両国では 1930 年代までにはこの手術が過剰なまでに小児に対して施行されるようになった[2]．さらに，20 世紀の目覚ましい科学(医学)の進歩は手術にも大きな影響を及ぼした．第 2 のパラダイム・シフトは全身麻酔技術の開発である．全身麻酔の普及に伴い 1950 年代以後には全身麻酔下扁桃摘出術(主に cold steel tonsillectomy)が主流となり，以後の 50 年間が現代的扁桃摘出術の時代といえる．20 世紀初頭には口蓋扁桃摘出術はもっとも日常的な手術の一つであったが，1980 年代になると，この手術は後出血のリスクを回避できない「危険な手術」ではないかと捉えられるようになってきた．そのような中，手術中および手術直後の後出血のリスクを軽減することができ，さらに手術時間を短縮することができるツールとして，熱

凝固による止血ができるパワーデバイスの応用が急速に広まった．現代的口蓋扁桃手術が広まるための第 3 のパラダイム・シフトはパワーデバイスの応用である．このように，1980 年代からはモノポーラ電気メスやバイポーラ電気凝固器，コブレーター，超音波振動メスなどを用いた hot tonsillectomy が主流となったが，使用するデバイスは変われども手術の基本は被膜ごと摘出する扁桃摘出術であり，術中・術後の出血などの合併症はどのようなパワーデバイス機器を用いても大きな違いはみられないというのが通説であった．むしろ，hot tonsillectomy のほうが cold steel tonsillectomy に比べて術後出血リスクが上昇することから[3]，cold steel tonsillectomy への回帰を推奨する意見もみられた．

　2000 年以後には，被膜ごと摘出する扁桃摘出術に代わって，口蓋扁桃切除術が再び見直されるようになってきた．かつてのギロチン(tonsillotome)を用いた口蓋扁桃切除術は，口蓋弓から飛び出した部分だけ切除するものであり，大きく取り残した口蓋扁桃による症状の再燃が問題となっていたが，2002 年に Koltai らがマイクロデブリッダーを用いた被膜内口蓋扁桃摘出術(powered intracapsular tonsillectomy：PIT)を提唱した[4]．

　マイクロデブリッダーやコブレーター(図 7)など様々なパワーデバイスを用いた PIT は，被膜内で 80〜90％の扁桃実質を切除する subtotal intracapsular tonsillectomy であり，近年その有用性と安全性のエビデンスが集積されてきた．

Adenoidectomy の歴史[5]

　アデノイド切除術はその解剖学的な位置から手術の歴史は比較的浅い．アデノイドという組織そのものは，1661 年にドイツ・ヴィッテンベルクのシュナイダー(Konrad Viktor Schneider，1614〜1680 年)によって発見された．その後，デンマークのメイヤー(Wilhelm Meyer，1824〜1895 年)(図 8)が，1868 年にアデノイドと耳の病気との関係を初めて明らかにし，経鼻腔にリングナイフを

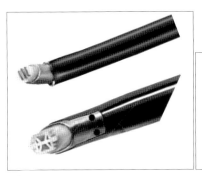
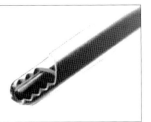
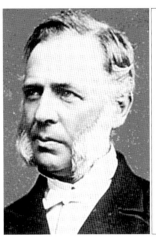
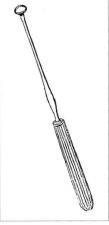

a|b　マイクロデブリッダー　　　　コブレーター
図7.　(a)と(b)の先端部分

a|b　図8.　ウィルヘルム・メイヤー
　　　（Wilhelm Meyer）(a)と経鼻
　　　で使うリングナイフ(b)
　　（a：https://en.wikipedia.org/
　　wiki/Wilhelm_Meyer_(physician)
　　Public Domain）

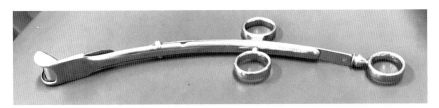

図9.　座位で施術を行う際に用いられる adenotome guillotine

用いてアデノイドを切除する効果的な外科手術を報告した[3]．その後，アデノイドの除去は中耳炎や言語障害，認知障害，睡眠時無呼吸症候群など，多くの疾患の治療法として世界中で急速に受け入れられるようになった．初期の道具や技術には，手指，リングナイフ，キュレット，電気的焼灼などがあった．また，アデノイドはリンパ組織であるため放射線による縮小効果が顕著に得られるという理由から，驚くべきことに1930年代半ばから1960年代初頭にかけて，アデノイド肥大に対する放射線療法は，成人（主に航空や潜水にかかわる兵士に対して）・小児を問わず，広範囲に施行されたのである．

　アデノイド切除術は，1920年代までは全身麻酔なしで座位でadenotome guillotine（図9）を用いて行われることが多かった．その後，全身麻酔下手術への変遷がみられたが，現在もなお手術法の主流はadenotome guillotineを用いた古典的手技のままである．アデノイド切除術においても1990年代後半からマイクロデブリッダーやコブレーターなどのパワーデバイスの応用がはじまり，さらにこられを内視鏡下の明瞭な視野の中で施行する内視鏡下パワーデバイス・アデノイド切除術（endscopic powered adenoidectomy：EPA）によって，より繊細で術中・術後の合併症が少ない術式が本邦においても導入されているが，残念ながらそれほど広まってはいないのが現状である．

扁桃手術のこれから

　口蓋扁桃手術の3000年の歴史を紐解くと，扁桃手術は被膜ごと摘出する口蓋扁桃摘出術と被膜内切除術の二つの術式が時代によって交互に主流となっており，最近100年の間行われてきた扁桃手術法は必ずしも最良の手術法ではない可能性が示唆される．さらに，現在主流であるhot tonsillectomy（摘出術）は直近のここ約30〜40年間の流行に過ぎないのである．歴史を知ることは，刻々と

変化しつつある現代的扁桃手術法の今後を予測する道標となる．岡倉天心の言葉にもあるが「歴史の中に我々の未来の秘密が横たわっている」のである．かく言う筆者も，口蓋扁桃摘出術後の後出血を見聞きするたび，「口蓋扁桃摘出術は2〜5%という高い後出血率を伴い，時として生命予後を脅かすような手術であり，とても完成された術式とはいえないのではないか？」という疑問を持ち続けてきた．

　小児の口蓋扁桃手術の適応症例が，かつて多かった反復性扁桃炎などの感染炎症症例から，睡眠時無呼吸症の肥大扁桃症例に変化している現状を鑑みると，遺残扁桃による炎症再発のリスクを過大評価することなく，より後出血が少なく術後疼痛も軽度なPITのほうが望ましい場合も多いのではないだろうか．感染炎症症例なのか肥大症例なのかという対象症例の違いによって，より安全な術式を選択することも検討すべきである．すでにスウェーデンなどの欧米の一部の国では，口蓋扁桃摘出術よりもPITの施行件数のほうが多くなってきているが，口蓋扁桃手術がすべてPITに移行するわけではなく，口蓋扁桃摘出術とPITが必要に応じて使い分けられている[6)7)]．特に，感染炎症性の扁桃病変に対する手術には，PITよりも口蓋扁桃摘出術が適しているとも考えられる．

　昨今，小児の睡眠障害が正常発育や発達に及ぼす影響が懸念されており，OSA手術の低年齢化が進んでいる．1〜3歳児のOSA手術症例が増加しているが，特に低年齢児では術後のトラブルが多いことから，より安全で確実な手術が望まれる．パワーデバイスによるPITは，従来法に比べてより安全確実な手術であり，今後本邦においても広く行われるべき手術法である．

　一方で，アデノイド切除術の歴史は200年であるが，最近に至るまでほとんど術式に変化がみられなかった．しかし，EPAは従来法とは全く異なる術式といえるものであり，低年齢児やより繊細な手術が求められる症例にはその応用を考慮すべきであろう．

参考文献

1) McNeill RA：A History of Tonsillectomy：Two Millenia of Trauma, Haemorrhage and Controversy. Ulster Med J, **29**(1)：59-63, 1960.
　Summary　口蓋扁桃摘出術の，古代インドから近世までの歴史を述べている．

2) Dwyer-Hemmings L：A Wicked Operation? Tonsillectomy in Twentieth-Century Britain. Med Hist, **62**(2)：217-241, 2018. doi：10.1017/mdh.2018.5.
　Summary　20世紀初頭，英国では毎年少なくとも8万人の学童に口蓋扁桃摘出術が行われていたが，1980年代までにこの手術は危険な手術とみなされるようになってきた．特に，1960年以後の英国における口蓋扁桃摘出術の位置づけについて述べている．

3) Söderman AC, Odhagen E, Ericsson E, et al：Post-tonsillectomy haemorrhage rates are related to technique for dissection and for haemostasis. An analysis of 15734 patients in the National Tonsil Surgery Register in Sweden. Clin Otolaryngol, **40**(3)：248-254, 2015.
　Summary　Hot tonsillectomyは，cold steel tonsillectomyと比較して，後期術後出血のリスクが高くなる．

4) Koltai PJ, Solares CA, Mascha EJ, et al：Intracapsular partial tonsillectomy for tonsillar hypertrophy in children. Laryngoscope, **112**：17-19, 2002.
　Summary　内視鏡下マイクロデブリッダー被膜内口蓋扁桃摘出術は，閉塞性睡眠呼吸症に有効な手術であり，さらに術後の痛みが少なく遅発性出血や脱水症状の発生が少ないことを報告した．

5) Ruben RJ：The adenoid：Its history and a cautionary tale. Laryngoscope, **217**：S13-S28, 2017. https://doi.org/10.1002/lary.26634
　Summary　アデノイド組織の発見から，アデノイド切除術の歴史を述べている．

6) Hultcrantz E, Ericsson E, Hemlin C, et al：Paradigm shift in Sweden from tonsillectomy to tonsillotomy for children with upper airway obstructive symptoms due to tonsillar hypertrophy. Eur Arch Otorhinolaryngol, **270**：2531-2536, 2013.
　Summary　スウェーデンでは，閉塞性無呼吸症に対して扁桃切除術が扁桃摘出術よりも頻繁に行われているが，扁桃切除術のほうが術後の

出血が少なく，鎮痛剤が必要な時間が短くな
る．ナショナルデータを用いて，扁桃切除術の
普及率，早期および後期の出血率およびその他
の合併症を分析している．

7) Borgström A, Nerfeldt P, Friberg D, et al：
Trends and changes in paediatric tonsil sur-
gery in Sweden 1987-2013：A population-
based cohort study. BMJ Open, **7**(1)：e013346,
2017.

Summary　スウェーデンでは，過去数十年に
わたって小児の口蓋扁桃手術に大きな変化がみ
られた．年少児(1〜3歳)の閉塞性無呼吸症の適
応による外科手術の増加がみられ，それに伴い
口蓋扁桃摘出術からPITに術式が変化した．

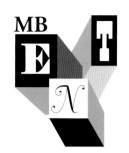

◆特集・扁桃手術の適応と新しい手技

扁桃病巣疾患を診断する

熊井琢美*

Abstract　扁桃病巣疾患とは扁桃を病巣として他の臓器に障害をきたす疾患群であり，扁桃摘出術が奏功する．扁桃病巣疾患は急性扁桃炎などの急性上気道炎時に悪化するため扁桃病巣感染症としても知られていたが，扁桃における自己免疫の活性化がその病態の機序として明らかになってきたとともに近年では扁桃病巣疾患もしくは tonsil induced autoimmune/inflammatory syndrome（TIAS）と呼ばれるようになった．本疾患群には IgA 腎症や掌蹠膿疱症，胸肋鎖骨過形成症，PFAPA 症候群といった様々な難治性疾患が含まれている．これらの疾患の治療には従来，長期にわたる免疫抑制薬などの内服が必須であったが，扁桃摘出術による短期的かつ不可逆的な治療効果が期待される．扁桃摘出術は耳鼻咽喉科医にとって初歩的な手術であり合併症も少ないことから，耳鼻咽喉科が積極的に扁桃病巣疾患の治療に携わることが求められる．

Key words　扁桃病巣疾患（tonsillar focal diseases），IgA 腎症（IgA nephropathy），掌蹠膿疱症（palmoplantar pustulosis），掌蹠膿疱症性関節炎（pustulotic arthro-osteitis：PAO，Sonozaki syndrome），PFAPA 症候群（PFAPA syndrome），扁桃摘出術（tonsillectomy）

はじめに

　扁桃病巣疾患とは「扁桃が原病巣となり，扁桃から離れた臓器に反応性の器質的または機能的障害を引き起こす疾患」と定義され，その治療として扁桃摘出術（扁摘）が極めて有効である疾患群を呼ぶ．「病巣性扁桃炎」「扁桃病巣感染症」という呼称が現在も使われているが，その病態は感染症ではなく，扁桃を病巣とした自己免疫的・自己炎症的機序が明らかになってきているため（図 1），最近では「扁桃病巣疾患（tonsillar focal diseases）」もしくは tonsil induced autoimmune/inflammatory syndrome（TIAS）と呼ばれるようになった．

　その疾患概念の歴史は古く，局所病変によって全身疾患が起こることは紀元前から知られており，ヒポクラテスの時代に口腔疾患が関節リウマチと関連性があることが述べられている．1785 年

に Stoll が扁桃とリウマチ性狭心症との関連について，20 世紀初頭に Billings や Hunter，Passler らが扁桃と全身疾患について報告以降，扁桃病巣疾患は広く世界的に周知された．ヨーロッパではドイツ病巣感染研究会を中心に臨床科横断的な討論がなされ，病巣感染の本体は局所における抗原抗体反応とする説や，自律神経異常を主体とした Reilly 現象とする説など多くの病態論が提唱された．

　扁桃病巣疾患における扁摘のエビデンスは着実に蓄積されており，1976 年の第 16 回日本扁桃研究会で掌蹠膿疱症の治療に扁摘が有効であると論じられて以降，我々を含む各施設で扁摘の臨床効果が積極的に検討され，耳鼻咽喉科のみならず皮膚科においても本疾患概念および扁摘が定着したといえる[1]．IgA 腎症に関しても，国内外の前向

*　Kumai Takumi，〒 078-8510 北海道旭川市緑が丘東 2 条 1-1-1　旭川医科大学耳鼻咽喉科・頭頸部外科学講座，講師

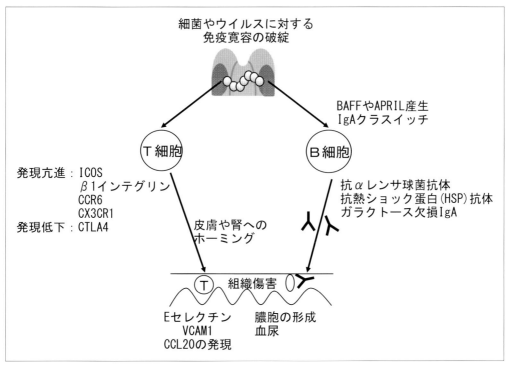

細菌やウイルスに対する
免疫寛容の破綻

BAFFやAPRIL産生
IgAクラスイッチ

T細胞

B細胞

発現亢進：ICOS
　　　　β1インテグリン
　　　　CCR6
　　　　CX3CR1
発現低下：CTLA4

抗αレンサ球菌抗体
抗熱ショック蛋白（HSP）抗体
ガラクトース欠損IgA

皮膚や腎への
ホーミング

組織傷害

T

Eセレクチン
VCAM1
CCL20の発現

膿胞の形成
血尿

図 1. 扁桃病巣疾患の発症機序仮説

き比較調査によって，IgA 腎症に対する扁摘の有効性が証明されており[2)3)]，2020 年の IgA 腎症診療ガイドラインでも扁摘が本疾患の標準的治療法として広く認められている．PFAPA（periodic fever with aphthous stomatitis, pharyngitis, and cervical adenitis）症候群も扁桃病巣疾患の一つであり，扁摘の有効性は本邦のみならず欧米においても証明されている．本稿では，扁桃病巣疾患のトピックスについて概説する．

扁桃病巣疾患

1．IgA 腎症

　IgA 腎症は 1968 年に Berger らが最初に報告した比較的新しい腎疾患であり，腎生検によってのみ診断される．その定義は免疫組織化学的に糸球体への IgA の優位な沈着がみられる腎炎とされており，原発性糸球体腎炎の中で約 30% 以上を占める．発症 20～30 年後には患者の 30～40% が末期腎不全に陥る予後不良な疾患であることが明らかになっており，肉眼的に特徴的な口蓋扁桃の変化は認めない[4)]．急性扁桃炎を含む上気道炎により IgA 腎症患者の尿所見が悪化することや，それ

を契機に IgA 腎症が発症することは以前より知られていた．1983 年に杉山ら[5)]や相馬ら[6)]，山辺ら[7)]が IgA 腎症における扁摘の有効性を示して以降，耳鼻咽喉科領域では IgA 腎症を扁桃病巣疾患として捉えるようになった．

　黎明期には「無作為前向き比較試験がなされていない」「扁摘は侵襲的な手術であるから危険である」「扁桃と IgA 腎症の関連性を示す基礎的エビデンスがない」といった所以から扁摘に対して否定的な意見も多かった．しかし，最近の前向き比較調査[2)8)～10)]によって扁摘＋ステロイドパルス療法がステロイドパルス療法単独より有効であることが証明され，IgA 腎症診療ガイドライン 2020 年にも扁摘が標準的治療法として記載されるに至っている．

　扁摘群と非扁摘群を比較した主な報告として，1998 年に小坂は[11)]5 年以上経過観察した扁摘例 43 例と非扁摘例 42 例について比較し，尿所見寛解率は非扁摘群 12% に対し扁摘群 47% と有意な改善率を示している．続いて，Akagi ら[12)]は 10 年以上の長期経過観察を行い，腎生存率において扁摘群が有意に高いことを報告した．同様に Xie らや[13)]，

Komatsu ら[14] も腎生存率において扁摘群が有意に高く，多変量解析において扁摘が独立した腎死予防因子であったと報告している．さらに Maeda ら[15] の報告では，70 例の扁摘症例と 130 例の非扁摘症例を 7 年間観察し，扁摘症例では寛解率が 34.2％／年に対し非扁摘群では 9.3％／年と有意差を認め，比例ハザード検定にて扁摘症例が非扁摘症例に比べ 3.9 倍寛解を認めやすいことを示した．しかしながら，糸球体傷害度の高い症例では，必ずしも扁摘の有用性は認められなかったとする報告も散見されるため[11][12]，早期での扁摘が望まれる．腎臓移植後であっても，扁摘は IgA 腎症の再発抑制に寄与する[16]．

ステロイドパルス療法単独による扁桃免疫細胞への影響は一時的なことがわかっており[17]，扁桃が病態と深くかかわっているのであればステロイドパルス療法単独の効果は限定的と考えられる．近年ではステロイドパルス療法に扁摘を加えた治療法の極めて優れた成績が報告され，本疾患の標準的治療法として広く認められている[9][10][18]．Hotta ら[18] は，3 年以上観察した 329 例を解析し，扁摘＋ステロイドパルス療法群ではステロイドパルス療法単独群より尿所見寛解率が有意に高かったとし，本療法が寛解導入に関する独立した因子であることを示した．また，Kawaguchi ら[10] の報告では，扁摘単独群と比較して扁摘＋ステロイドパルス療法群において尿所見寛解率が有意に高く，ステロイドパルス療法の上乗せ効果が非常に高いことが示された．Sato ら[19] は，治療前の血清 C_r が 1.5 mg/dL 以上に上昇した進行期 IgA 腎症患者 70 例を 3 群に分け検討した．その結果，末期腎不全に進展した症例の割合は，扁摘＋ステロイドパルス療法群で他の 2 群に比して有意に少なかったことが明らかにされた．しかし，血清 Cr が 2 mg/dL 以上の症例では有意差は認めず，Kondo らも尿蛋白 0.5 g／日以上の重症例において扁摘＋ステロイドパルス療法の有効性が低いとしていることから[20]，より早期での本治療の導入が望まれる．

複数のメタ解析でも扁摘の有効性は高いと推察されているが[21]，解析に含まれた研究の多くは観察研究であった．近年になって非ランダム化前向き調査の報告が相次いでなされ[8][9]，扁摘＋ステロイドパルス療法がステロイドパルス療法単独群に比べ尿所見の寛解を誘導していた．さらに，2011 年の全国多施設前向き比較調査によって，扁摘＋ステロイドパルス療法がステロイドパルス療法単独より有効であることが証明された[2]．一方，2014 年に行われた無作為化比較対照試験では，扁摘＋ステロイドパルス療法がステロイドパルス療法単独群に比べて蛋白尿の寛解率が高いものの，有意差を認めなかった[22]．しかし，この試験の観察期間は 1 年と比較的短く，長期成績については触れられていない．2016 年に行われた無作為化比較対照試験（観察期間：4 年）では，扁摘＋ステロイドパルス療法による尿所見寛解率はステロイドパルス療法単独群より有意に高く，再発率も低下すると報告されている[3]．以上より，扁摘＋ステロイドパルス療法は少なくても非可逆的所見を伴った重症例以外の IgA 腎症症例を完全寛解に導き，長期予後を改善させると認識されている．

IgA 腎症の扁桃単核球では IgA 産生を助ける APRIL が発現しており，扁摘によって APRIL や血清の糖鎖不全 IgA は減少することからも[16][23] 本疾患の病態に扁桃が大きな役割を果たすことは明白である．近年，口腔内のナイセリア属や *Porphyromonas gingivalis*，バクテロイデス属への過剰応答[24]～[27]，A 群溶血性レンサ球菌に対する扁桃単核球からの糖鎖不全 IgA 産生[28] が IgA 腎症の病態にかかわることが明らかとなってきた．一方で，報告によって関連するとされる菌種はまちまちであり[29]，IgA 腎症と反復性扁桃炎におけるマイクロバイオームに違いはないとする報告もあることから[30]，ある特定の菌種が病態にかかわるかは今後の解明が待たれる．

2．掌蹠膿疱症

掌蹠膿疱症（palmoplantar pustulosis あるいは pustulosis palmo-plantaris）は手掌と足底に無菌

性の膿疱を中心とした病変を形成する難治性疾患である．掌蹠膿疱症は比較的発症頻度の高い疾患であるが，これまで診療ガイドラインやそれに準ずるものがなかった．2022年に日本皮膚科学会より掌蹠膿疱症診療の手引きが作成され，掌蹠膿疱症診療の一助となっている．本手引きにも掌蹠膿疱症における病巣として扁桃と歯性病巣が最多とされており，扁摘が治療法として推奨されている．

掌蹠膿疱症に対する扁摘の効果は，1934年にAndrews[31]によって最初に報告されている．本邦では，1965年に斉藤[32]が5例を報告して以来，極めて高い有効性が多数報告され，耳鼻咽喉科のみならず皮膚科の分野においても扁摘が有効性の高い治療法として認識されている．耳鼻咽喉科からの報告として，坪田ら[33]は扁摘後3か月〜5年まで観察した289例を検討し，皮疹消失率（術後皮疹が消失した症例数の割合）は54%，皮疹改善率（皮疹が術前に比較して50%以上改善した症例数の割合）は88%と報告している．また藤原ら[34]は最長12年の長期経過例を含めて，扁摘症例と非扁摘症例の改善率の比較を示し，扁摘群181例の皮疹改善率は81%であり，非扁摘群77例では68%であったと報告している．

皮膚科からの報告では，1983年にOnoら[35]が扁摘群73例と非扁摘群83例を比較検討し，扁摘群では著効以上が51例（70%）であったのに対して，非扁摘群では著効以上が32例（39%）と，両群間に統計学的有意差（$P<0.01$）があることを報告している．山北ら[36]も扁摘群23例では治癒例13%を含め全体の91%に皮疹の改善が認められ，非扁摘群57例では改善例がわずか32%で，両群間に有意差（$P<0.01$）を認めている．これまでの報告の多くは後ろ向き調査であったが，山北ら[37]は重症度などの患者背景には差を認めない扁摘群26例と非扁摘群37例の前向き調査を行った．1年以上観察した結果，扁摘群では治癒45%を含めて改善例が85%であったのに対して，非扁摘群の改善例は35%で両群間に統計学的有意差（$P<0.01$）を認めたことを報告した．

より皮疹を客観的に評価するため，皮疹所見をスコア化する掌蹠膿疱症重症度指数（Palmoplantar Pustulosis Area and Severity Index：PPPASI）が提唱されている[38]．藤原ら[34]は42例の扁摘効果についてPPPASIを用いて評価し，91%の症例で有効以上の効果を認めたと報告している．原渕らは掌蹠膿疱症59例において，扁摘後のPPPASIの経時的変化を検討した[39]．その結果，術後1か月でPPPASIは有意に低下し，術後1年では中央値は0，すなわち半数以上の症例で皮疹が消失した．PPPASI改善率による扁摘の効果を経時的に検討したところ，術後1か月から有意に減少し，術後1年でほぼ1以下になった[39]．また，皮疹の消失時期にかかわる因子を多変量解析で検討したところ，術後に喫煙を続けていた症例では皮疹の消失に時間を要していた．このことから，掌蹠膿疱症患者では術後の禁煙指導を徹底する必要があると考えられた．興味深いことに，以前に扁摘を受けた群では非扁摘群に比べて掌蹠膿疱症とは限らないものの膿疱を発症しづらくなるという報告がされ[40]，扁摘は治療としてだけではなく発症予防にも寄与している可能性がある．

近年，掌蹠膿疱症にCD4陽性ヘルパーT細胞のうち，Th17サブセットが病態に寄与することが明らかとなり，IL-17やIL-23を標的とした分子標的薬の適応が進んでいる．掌蹠膿疱症のリスクファクターである喫煙に関しても，タバコ抽出物が掌蹠膿疱症患者由来の扁桃上皮細胞のIL-17Aへの応答性を増強することが知られている[41]．しかし，IL-23を標的としたグセルクマブの治療1年後の皮疹改善率は約60%と扁摘を凌駕するものではなく，また高額な医療費や治療期間の長期化をきたす可能性，グセルクマブに対する抗体の出現を含めた副作用の可能性を鑑みると，まずは扁摘を含めた病巣治療を行い，それで改善しない症例に限定した分子標的薬の運用が望まれる．その他の新規治療法として，プロバイオティクスを用いた口腔マイクロバイオーム環境の改善が期待されている[42]．

3. 胸肋鎖骨過形成症・SAPHO(synovitis acne-pustulosis-hyperostosis-osteitis)症候群

胸肋鎖骨過形成症(sternocostoclavicular hyperostosis：SCCH)は Kohler らにより胸骨と肋骨，鎖骨に痛みを伴う原因不明の異常骨化病変として報告された[43]．本疾患は掌蹠膿疱症や四肢の骨肥厚，慢性反復性多発骨髄炎と高率に合併し[44)45]，SAPHO 症候群と呼称される．SAPHO 症候群には掌蹠膿疱症性関節炎(pustulotic arthro-osteitis：PAO，Sonozaki syndrome)や SCCH 単独例も含まれ，皮膚症状の一つとして尋常性乾癬も挙げられる．扁桃炎を認める SAPHO 症候群では皮膚症状が重篤なことが知られている[46]．SCCH に対する扁摘の有効性は数多く報告されており[47)~50]，扁摘は掌蹠膿疱症および SCCH に有効であるとともに，SAPHO 症候群全般に対しても効果的な治療法と考えられる[51]．一方，扁摘は関節肥厚などの器質的変化に対しては効果が薄い．

4. PFAPA 症候群

PFAPA 症候群は，5 歳以下の乳幼児に発症する感染や自己免疫に基づかない自己炎症性疾患の一つであり，周期性発熱やアフタ性口内炎，頸部リンパ節炎，咽頭炎を主症状とする．1987 年に Marshall ら[52]によって初めて報告され，1999 年に Thomas ら[53]によって PFAPA 症候群の診断基準が確立された比較的新しい疾患群である(表 1)．ステロイド内服治療は発熱発作の改善には有効であるが，その反復を抑えることはできず，また発熱間欠期が短縮してしまう可能性も報告されている[54]．また，シメチジンの有効性も 30％ と低い．本疾患は周期性の発熱と咽頭痛，口蓋扁桃の発赤や白苔などを呈するため習慣性扁桃炎との鑑別が難しい[55]．しかし，繰り返す急性扁桃炎と診断されて扁摘を受けた場合でも，結果的に症状が改善する可能性がある．PFAPA 症候群に対する扁摘の効果は非常に良好で，72〜100％ の治療効果を認めている．その中でも Garavello ら[56]および Renko ら[57]は扁摘群と非扁摘群での無作為調査を

表 1. PFAPA 症候群の診断基準

1．5 歳までに発症する，周期的に繰り返す発熱
2．発熱時に，アフタ性口内炎，頸部リンパ節炎，咽頭炎のうち 1 つの臨床所見を有する
3．周期性好中球減少症を除外できる
4．間欠期には全く症状を示さない
5．正常な成長と精神運動発達

上記 5 項目を満たす

(文献 53 より)

施行し，扁摘の有用性を証明している．これまでの報告から PFAPA 症候群に対する根治的治療として扁摘は極めて有効である．したがって，扁桃が本疾患の病態に関与している可能性が高く，扁桃病巣疾患の範疇に加えられると考えられる．PFAPA 症候群の治療指針は定まっていないが，2017 年の小児リウマチ学会から発刊された自己炎症性疾患診療ガイドラインでは扁摘が発熱発作抑制にもっとも期待できる治療法とされている．一方で，自然治癒を認める症例もあることから，手術のリスクを考慮した総合的な判断や扁桃と PFAPA 症候群の関連性を示す科学的根拠の蓄積が望まれる．

耳鼻咽喉科からみた扁桃病巣疾患の診断について

扁桃病巣疾患において，扁桃自体には特異的な所見や扁桃固有の症状は認めない．扁桃の大きさに関しても，IgA 腎症における扁摘の効果は扁桃の大きさや重さに左右されない[4)20]．従来，扁桃病巣疾患における扁桃と二次疾患との因果関係を明らかにするため，扁桃誘発試験が行われていた．扁桃誘発試験は扁桃を超短波やレーザーで刺激することにより，体温や白血球数，赤沈の上昇をパラメータとして扁桃の病巣性を診断する検査である．しかし，形浦らの検討において[58]，健常成人でも扁桃刺激後に白血球数などが変動し，二次疾患群と比べて有意差を認めなかったため，扁桃誘発試験の診断的意義は疑問視されている．そのため，扁桃の効能が明らかとなっている IgA 腎症や掌蹠膿疱症に関しては，腎臓内科医や皮膚科医によって確定診断された場合，積極的な扁摘の適用がふさわしい．IgA 腎症の予後不良群や糸球体傷害度の高い症例では，必ずしも扁摘例と非扁摘例

とで有意差は認められなかったとする報告も散見されるため[11)12)]，確定診断がつき次第，極力早期での扁摘が望まれる[59)]．掌蹠膿疱症においても，保存的治療で効果が望める軽症以外であれば扁摘の適応と考えられる[60)]．また，前述したようにSAPHO症候群やPFAPA症候群に対する扁摘の有効性が明らかとなっているため，本疾患に関しても扁摘の積極的な適応が望ましい．一方，以前より扁摘が有効とされる尋常性乾癬やベーチェット病に関しても過半数の症例で扁摘による皮疹や粘膜疹の改善を認めるとされているが，IgA腎症や掌蹠膿疱症などに比べるとエビデンスの蓄積が少ないため，その適応は慎重に考慮すべきである[61)62)]．繰り返しになるが，扁桃誘発試験や扁桃打ち消し試験では扁摘の適応を判断するのは困難であるため，耳鼻咽喉科医は患者や紹介元の専門医との相談のうえ，積極的に手術を勧めてよいと考えられる．

まとめ

1997年に行われたIgA腎症に対する扁摘の有効性に関するアンケート調査では，「扁摘は50％以上の症例に効果がある」と回答した腎臓内科医は25％に過ぎなかったが[63)]，2020年のIgA腎症診療ガイドラインでは扁摘は治療法の一つとして明記されるようになった．掌蹠膿疱症に対する扁摘の有効性についても同様に皮膚科医の認識度は向上してきている[63)]．一方で，現状では扁摘が有効な症例の選別に有効なバイオマーカーは同定されておらず，扁桃病巣疾患をみた場合は可能な限り手術をお勧めするのが現実的な対応である．耳鼻咽喉科医は扁桃病巣疾患の根治治療に携わる役割を再確認するとともに，今後の扁摘有効例を選別するためのバイオマーカー探索が期待される．

文　献

1) Takahara M, Hirata Y, Nagato T, et al：Treatment outcome and prognostic factors of tonsillectomy for palmoplantar pustulosis and pustulotic arthro-osteitis：A retrospective subjective and objective quantitative analysis of 138 patients. J Dermatol, **45**(7)：812-823, 2018.
　Summary　掌蹠膿疱症に対して，扁摘の効果をPPPASIを用いて客観的に評価した論文である．

2) 宮崎陽一，川村哲也，富野康日己：Clinical nephrology　糸球体障害扁摘・ステロイドパルス療法のランダム化比較試験．Annual Review腎臓：108-112, 2012.

3) Yang D, He L, Peng X, et al：The efficacy of tonsillectomy on clinical remission and relapse in patients with IgA nephropathy：a randomized controlled trial. Ren Fail, **38**(2)：242-248, 2016.

4) Sato M, Adachi M, Kosukegawa H, et al：The size of palatine tonsils cannot be used to decide the indication of tonsillectomy for IgA nephropathy. Clin Kidney J, **10**(2)：221-228, 2017.

5) 杉山信義，増田　游：慢性扁桃炎を伴うIgA腎症8例の扁摘効果．日扁桃誌，**22**：132-137, 1983.

6) 相馬新也，三部重雄，氷見徹夫：扁摘により軽快したIgA腎症の1例．日扁桃誌，**22**：138-143, 1983.

7) 山辺英彰，花田繁子，菅原伸樹：IgA腎症と扁桃炎 扁桃誘発試験と扁桃摘出の効果について．腎と透析，**15**(1)：133-137, 1983.

8) Miyazaki M, Hotta O, Komatsuda A, et al：A multicenter prospective cohort study of tonsillectomy and steroid therapy in Japanese patients with IgA nephropathy：a 5-year report. Contrib Nephrol, **157**：94-98, 2007.

9) Komatsu H, Fujimoto S, Hara S, et al：Effect of tonsillectomy plus steroid pulse therapy on clinical remission of IgA nephropathy：a controlled study. Clin J Am Soc Nephrol, **3**(5)：1301-1307, 2008.

10) Kawaguchi T, Ieiri N, Yamazaki S, et al：Clinical effectiveness of steroid pulse therapy combined with tonsillectomy in patients with immunoglobulin A nephropathy presenting glomerular haematuria and minimal proteinuria. Nephrology(Carlton, Vic), **15**(1)：116-123, 2010.

11) 小坂道也：IgA腎症扁摘例の長期予後　非扁摘例との腎病理所見による比較検討．日耳鼻会

報. **101**(7)：916-923, 1998.

12) Akagi H, Kosaka M, Hattori K, et al：Long-term results of tonsillectomy as a treatment for IgA nephropathy. Acta Otolaryngol Suppl, **555**：38-42, 2004.

13) Xie Y, Nishi S, Ueno M, et al：The efficacy of tonsillectomy on long-term renal survival in patients with IgA nephropathy. Kidney Int, **63**(5)：1861-1867, 2003.

14) Komatsu H, Fujimoto S, Hara S, et al：Multivariate analysis of prognostic factors and effect of treatment in patients with IgA nephropathy. Ren Fail, **27**(1)：45-52, 2005.

15) Maeda I, Hayashi T, Sato KK, et al：Tonsillectomy has beneficial effects on remission and progression of IgA nephropathy independent of steroid therapy. Nephrol Dial Transplant, **27**(7)：2806-2813, 2012.

16) Kawabe M, Yamamoto I, Yamakawa T, et al：Association Between Galactose-Deficient IgA1 Derived From the Tonsils and Recurrence of IgA Nephropathy in Patients Who Underwent Kidney Transplantation. Front Immunol, **11**：2068, 2020.
  Summary 移植腎における IgA 腎症において，扁摘の再発予防への有効性を示唆している.

17) Adachi M, Sato M, Miyazaki M, et al：Steroid pulse therapy transiently destroys the discriminative histological structure of tonsils in IgA nephropathy：Tonsillectomy should be performed before or just after steroid pulse therapy. Auris Nasus Larynx, **45**(6)：1206-1213, 2018.

18) Hotta O, Miyazaki M, Furuta T, et al：Tonsillectomy and steroid pulse therapy significantly impact on clinical remission in patients with IgA nephropathy. Am J Kidney Dis, **38**(4)：736-743, 2001.

19) Sato M, Hotta O, Tomioka S, et al：Cohort study of advanced IgA nephropathy：efficacy and limitations of corticosteroids with tonsillectomy. Nephron Clin Pract, **93**(4)：c137-c145, 2003.

20) Kondo N, Moriyama T, Tachikawa M, et al：Tonsillectomy plus steroid pulse therapy is the most effective treatment in adult patients with C-Grade Ⅰ IgA nephropathy, and the weight of the extracted palatine tonsils and Yamamoto scale have no significant correlation with the effects of this treatment. Auris Nasus Larynx, **46**(5)：764-771, 2019.
  Summary IgA 腎症における扁摘の有効性は，扁桃の大きさに左右されない.

21) Duan J, Liu D, Duan G, et al：Longterm efficacy of tonsillectomy as a treatment in patients with IgA nephropathy：a meta-analysis. Int Urol Nephrol, **49**(1)：103-112, 2017.

22) Kawamura T, Yoshimura M, Miyazaki Y, et al：A multicenter randomized controlled trial of tonsillectomy combined with steroid pulse therapy in patients with immunoglobulin A nephropathy. Nephrol Dial Transplant, **29**(8)：1546-1553, 2014.

23) Takahara M, Nagato T, Nozaki Y, et al：A proliferation-inducing ligand(APRIL)induced hyper-production of IgA from tonsillar mononuclear cells in patients with IgA nephropathy. Cell Immunol, **341**：103925, 2019.

24) Currie EG, Coburn B, Porfilio EA, et al：Immunoglobulin A nephropathy is characterized by anticommensal humoral immune responses. JCI Insight, **7**(5)：e141289, 2022.

25) Khasnobish A, Takayasu L, Watanabe KI, et al：Dysbiosis in the Salivary Microbiome Associated with IgA Nephropathy-A Japanese Cohort Study. Microbes Environ, **36**(2), 2021.

26) Nagasawa Y, Nomura R, Misaki T, et al：Relationship between IgA Nephropathy and Porphyromonas gingivalis；Red Complex of Periodontopathic Bacterial Species. Int J Mol Sci, **22**(23)：13022, 2021.

27) Yamaguchi H, Goto S, Takahashi N, et al：Aberrant mucosal immunoreaction to tonsillar microbiota in immunoglobulin A nephropathy. Nephrol Dial Transplant, **36**(1)：75-86, 2021.

28) Ye M, Wang C, Li L, et al：The influences of alpha-hemolytic Streptococcus on class switching and complement activation of human tonsillar cells in IgA nephropathy. Immunol Res, **70**(1)：86-96, 2022.

29) Ito S, Misaki T, Naka S, et al：Specific strains of Streptococcus mutans, a pathogen of dental caries, in the tonsils, are associated with IgA

nephropathy. Sci Rep, **9**(1)：20130, 2019.

30) Watanabe H, Goto S, Mori H, et al：Comprehensive microbiome analysis of tonsillar crypts in IgA nephropathy. Nephrol Dial Transplant, **32**(12)：2072-2079, 2017.

31) Andrews GC, Machacek GF：Pustular bacterids of the hand and feet. Arch Dermatol, **32**：837-847, 1935.

32) 斉藤英雄：扁桃と皮膚疾患．日扁桃誌, **5**：94-96, 1965.

33) 坪田　大, 形浦昭克, 久々湊　靖：掌蹠膿疱症における口蓋扁桃摘出術の皮疹改善に対する効果　当科臨床例 289 例の検討．日耳鼻会誌, **97**：1621-1630, 1994.

34) 藤原啓次, 林　正樹, 山中　昇：掌蹠膿疱症に対する扁桃摘出術の効果とその適応．口咽科, **22**(1)：39-42, 2009.

35) Ono T, Jono M, Kito M, et al：Evaluation of tonsillectomy as a treatment for pustulosis palmaris et plantaris. Acta Otolaryngol Suppl, **401**：12-16, 1983.

36) 山北高志, 鷲見康子, 矢上晶子ほか：掌蹠膿疱症に対する口蓋扁桃摘出術の有効性　80 例の検討．日皮会誌, **114**：2319-2326, 2004.

37) 山北高志, 清水善徳, 内藤健晴ほか：掌蹠膿疱症に対する扁桃摘出術の有効性．口咽科, **22**(1)：49-54, 2009.

38) Bhushan M, Burden AD, McElhone K, et al：Oral liarozole in the treatment of palmoplantar pustular psoriasis：a randomized, double-blind, placebo-controlled study. Br J Dermatol, **145**(4)：546-553, 2001.

39) 原渕保明, 高原　幹：1. 掌蹠膿疱症　2. 扁桃摘出術．皮膚臨床, **52**：1507-1513, 2010.

40) Chen ML, Ku YH, Yip HT, et al：Tonsillectomy and the subsequent risk of psoriasis：A nationwide population-based cohort study. J Am Acad Dermatol, **85**(6)：1493-1502, 2021.

41) Kobayashi K, Kamekura R, Kato J, et al：Cigarette Smoke Underlies the Pathogenesis of Palmoplantar Pustulosis via an IL-17A-Induced Production of IL-36gamma in Tonsillar Epithelial Cells. J Invest Dermatol, **141**(6)：1533-1541.e4, 2021.

42) Zangrilli A, Diluvio L, Di Stadio A, et al：Improvement of Psoriasis Using Oral Probiotic Streptococcus salivarius K-12：a Case-Control

24-Month Longitudinal Study. Probiotics Antimicrob Proteins, **14**(3)：573-578, 2022.

43) Kohler H, Uehlinger E, Kutzner J, et al：Sterno-costo-clavicular hyperostosis：a hitherto undescribed entity(author's transl). Dtsch Med Wochenschr, **100**(29)：1519-1523, 1975.

44) Sonozaki H, Mitsui H, Miyanaga Y, et al：Clinical features of 53 cases with pustulotic arthro-osteitis. Ann Rheum Dis, **40**(6)：547-553, 1981.

45) Chamot AM, Benhamou CL, Kahn MF, et al：Acne-pustulosis-hyperostosis-osteitis syndrome. Results of a national survey. 85 cases. Rev Rhum Mal Osteoartic, **54**(3)：187-196, 1987.

46) Xiang Y, Wang Y, Cao Y, et al：Tonsillitis as a possible predisposition to synovitis, acne, pustulosis, hyperostosis and osteitis(SAPHO)syndrome. Int J Rheum Dis, **24**(4)：519-525, 2021.

47) 三輪高喜, 小森　貴, 加勢　満：扁桃が病巣と思われた胸肋鎖骨間骨化症の 3 症例．日扁桃誌, **24**：58-63, 1985.

48) 増田はつみ, 岡田康司：掌蹠膿疱症性骨関節炎の 7 症例．日扁桃誌, **28**：155-161, 1989.

49) 武田信巳, 浜本　肇, 武田記和ほか：掌践膿疱症性骨関節炎に対する自験 31 例の検討．静岡県立総合病院医誌, **7**：17-26, 1991.

50) Kataura A, Tsubota H：Clinical analyses of focus tonsil and related diseases in Japan. Acta Otolaryngol Suppl, **523**：161-164, 1996.

51) 高原　幹：専門医が知っておくべき扁桃病巣疾患の新展開　扁桃との関連が明らかになった新たな疾患　Sapho 症候群．口咽科, **29**(1)：111-114, 2016.

52) Marshall GS, Edwards KM, Butler J, et al：Syndrome of periodic fever, pharyngitis, and aphthous stomatitis. J Pediatr, **110**(1)：43-46, 1987.

53) Thomas KT, Feder HM Jr, Lawton AR, et al：Periodic fever syndrome in children. J Pediatr, **135**(1)：15-21, 1999.

54) Peridis S, Pilgrim G, Koudoumnakis E, et al：PFAPA syndrome in children：A meta-analysis on surgical versus medical treatment. Int J Pediatr Otorhinolaryngol, **74**(11)：1203-1208, 2010.

55) Dahn KA, Glode MP, Chan KH：Periodic fever and pharyngitis in young children：a new disease for the otolaryngologist? Arch Otolaryngol Head Neck Surg, **126**(9)：1146-1149, 2000.

56) Garavello W, Romagnoli M, Gaini RM：Effectiveness of adenotonsillectomy in PFAPA syndrome：a randomized study. J Pediatr, **155**(2)：250-253, 2009.

57) Renko M, Salo E, Putto-Laurila A, et al：A randomized, controlled trial of tonsillectomy in periodic fever, aphthous stomatitis, pharyngitis, and adenitis syndrome. J Pediatr, **151**(3)：289-292, 2007.

58) 形浦昭克, 志藤文明, 増田 游：扁桃誘発試験の再評価：扁桃病巣感染症診断基準の標準化に関する委員会報告(第4報). 口咽科, **9**(2)：213-221, 1997.

59) 赤木博文, 西崎和則：扁桃炎の治療指針について IgA腎症に対する扁桃摘出術の適応基準. 口咽科, **17**(2)：197-204, 2005.

60) 藤原啓次, 後藤浩伸, 林 正樹ほか：扁桃炎の治療指針について 反復性(習慣性)扁桃炎, 扁桃病巣疾患(掌蹠膿疱症)に対する手術適応. 口咽科, **17**(2)：205-210, 2005.

61) 高原 幹, 上田征吾, 東谷敏孝ほか：尋常性乾癬, アナフィラクトイド紫斑病, ベーチェット病などの扁桃病巣皮膚疾患における扁桃摘出術の有効性. 口咽科, **22**(1)：43-47, 2009.

62) Nyfors A, Rasmussen PA, Lemholt K, et al：Improvement of recalcitrant psoriasis vulgaris after tonsillectomy. J Laryngol Otol, **90**(8)：789-794, 1976.

63) 長門利純, 高原 幹, 岸部 幹ほか：他科からみた扁桃摘出術のクリニカルエビデンス 扁桃病巣疾患における扁桃摘出術についてのアンケート調査. 口咽科, **25**：61-71, 2012.

MB ENT, 295：17-23, 2024

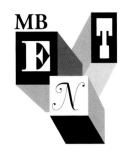

◆特集・扁桃手術の適応と新しい手技

小児の睡眠時無呼吸と扁桃

安達美佳*

Abstract 咽頭扁桃肥大(以下，アデノイド)・口蓋扁桃肥大を認め，かつ合併症のない小児の閉塞性睡眠時無呼吸(obstructive sleep apnea：OSA)にアデノイド切除・口蓋扁桃摘出術が選択されることが多い．しかし，小児 OSA の原因はアデノイド・口蓋扁桃肥大による解剖学的閉塞に起因する一元的なものではなく，多元的であると考えられるようになってきた．また，特に中等症の OSA では保存的治療での改善も多いことが明らかになってきた．手術の適応や時期の決定にはアデノイド・扁桃肥大の評価だけではなく，OSA の重症度，鼻腔疾患の有無，年齢，合併症など複数の要因を考慮しなくてはならないと考えられる．手術手技自体は一般的なものではあるが，児の状態によっては，術前の呼吸状態の評価を含め，慎重な対応が求められる．

Key words 小児(child)，閉塞性睡眠時無呼吸(obstructive sleep apnea)，アデノイド(adenoids)，口蓋扁桃肥大(hypertrophy of palatine tonsils)，アデノイド切除・扁桃摘出術(adeno-tonsillectomy)

はじめに

　咽頭扁桃肥大(以下　アデノイド)・口蓋扁桃肥大を認め，かつ合併症のない小児の閉塞性睡眠時無呼吸(obstructive sleep apnea：OSA)に対する外科的治療の第一選択はアデノイド切除・口蓋扁桃摘出術となることが多い．しかし，小児 OSA の原因もアデノイド・口蓋扁桃肥大による解剖学的閉塞に起因する一元的なものではなく，多元的であると考えられるようになってきた．また，保存的治療での改善も多いことが明らかとなってきている．よって，手術の適応や時期の決定にはアデノイド・口蓋扁桃肥大の評価だけではなく，OSA の重症度，鼻腔疾患の有無，年齢，合併症など複数の要因を考慮しなくてはならないと考えられる．また，手術手技自体は一般的なものではあるが，児の状態や OSA の重症度によっては，麻酔，術後管理も含めて慎重な対応が求められる．さらに，手術を行っても OSA が改善しない症例も一定数存在することを忘れてはならない．

　本稿では，筆者らが行っている ① アデノイド・口蓋扁桃肥大の評価方法と閉塞部位診断，② 保存的治療法を含む治療時期の考え方，③ 重症度診断と高リスク症例への対応，について順を追って述べる．

アデノイド・口蓋扁桃肥大の評価方法と閉塞部位診断

　口蓋扁桃およびアデノイドの評価は，内視鏡所見を含む視診と，頭部側面 X 線撮影(可能であれば頭部 X 線規格写真)を用いて行っている．

　小児の口蓋扁桃の診察は，指示に従える小児では，座位で最大開口してもらい行っている．乳幼児は舌圧子を用い観察する．児には「何もお口に入れないから，思いっきりお口をあけてください」と指示し，最初は挺舌させない状態で，扁桃と前口蓋弓，咽頭後壁，軟口蓋と舌の位置関係を観察する．扁桃の大きさは，小児では Brodsky 分

＊ Adachi Mika，〒 980-8574 宮城県仙台市青葉区星陵町 1-1　東北大学病院耳鼻咽喉・頭頸部外科／睡眠医療センター，副センター長

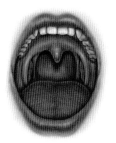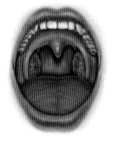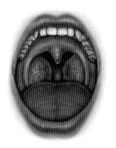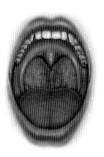

Brodsky分類	Grade0	Grade＋1（＜25%） Grade＋2(＜50%)	Grade＋3（＜75%）	Grade＋4（＞75%）
マッケンジー山本分類	Ⅰ度	Ⅱ度		Ⅲ度

図 1．Brodsky 分類とマッケンジー山本分類
Brodsky 分類は中咽頭の横径と扁桃の割合で分類する
Grade 0：口蓋扁桃が扁桃窩に現局する
Grade＋1：扁桃は中咽頭横径の 25％未満
Grade＋2：扁桃は中咽頭横径の 25％以上 50％未満
Grade＋3：扁桃は中咽頭横径の 50％以上 75％未満
Grade＋4：扁桃は中咽頭横径の 75％以上を占める
（文献 1, 2 より引用改変）

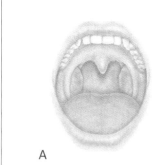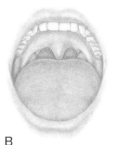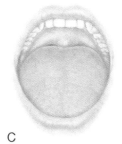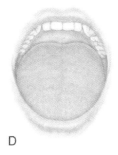

図 2．Friedman の Mallampati 分類変法分類
軟口蓋，口蓋弓と口蓋垂の見え方により分類する
A：前後口蓋弓，口蓋垂，口峡，扁桃全容がみえる
B：前後口蓋弓，口蓋垂，口峡，扁桃の一部がみえる
C：軟口蓋と口蓋垂の基部がみえる
D：軟口蓋の全容が観察できない
（文献 3 より引用改変）

類（図1)[1]を用いることが推奨される．日本国内で成人に利用されているマッケンジー山本分類[2]と対比させつつ，評価すると使いやすい．同時に，Friedman の舌位分類(update Friedman's tongue position)（図2)[3]（挺舌させて観察するときは Mallampati 分類を使用）で軟口蓋，舌など周囲軟組織との関連を評価する．視診では，正面から口腔内の評価しかできないため，必ず内視鏡検査とX線撮影を併用するようにしている(図3)．アデノイドは内視鏡検査とX線撮影で評価する．内視鏡では Parikh の分類（図4)[4]を使用する．単純X線撮影は吸気・呼気のタイミングが取りにくかったり，泣いて動くことにより前後軸がずれてしまい，特に幼児では評価が難しいことがある．内視鏡に比べアデノイドを過小評価する可能性があり注意が必要である(図3)．

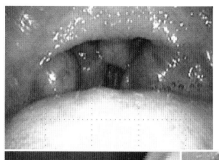
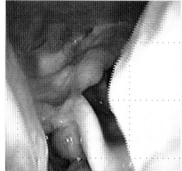
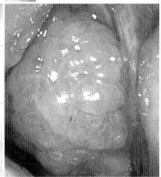
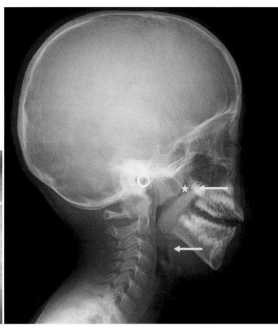

<table>
<tr><td>a</td><td colspan="2">d</td></tr>
<tr><td>b</td><td>c</td><td></td></tr>
</table>

図3. 重症 OSA 児の扁桃所見，内視鏡所見，頭部 X 線規格写真

扁桃は Brodsky 分類 Grade＋4. 内視鏡では喉頭蓋に干渉し気道が狭小化している．頭部 X 線規格写真でも，中咽頭に扁桃影が存在し喉頭蓋に接している（←）．上咽頭にアデノイドを認める（★←）

a：口腔所見
b：内視鏡所見（喉頭）
c：内視鏡所見（アデノイド）
d：頭部 X 線規格写真

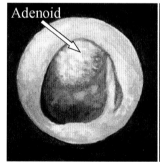
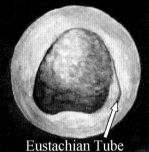
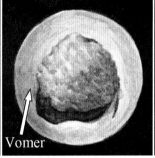
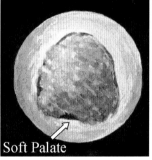

1度：周囲構造と
接しない

2度：耳管隆起と
接する

3度：鋤骨と接する

4度：軟口蓋（鼻腔底）と
接する

図4. Parikh による内視鏡を用いたアデノイドの分類
（文献4より引用改変）

保存的治療法を含む治療時期の考え方

2019 年の米国耳鼻咽喉科・頭頸部外科学会によるガイドライン[5]ではアデノイド・口蓋扁桃肥大を伴う小児 OSA でもアデノイド切除・口蓋扁桃摘出術が第一選択と記載されている．しかし，このガイドラインでも手術の時期や適応は明らかに

されていない．また，診断基準は，睡眠障害国際分類第3版（ICSD-3）（表1）[6]で臨床症状に加え無呼吸低呼吸指数（apnea hypopnea index：AHI）1以上，もしくは高炭酸ガス血症を認めるものと定義されているが，重症度の定義は示されていない．

合併症のない3歳以上のアデノイド・口蓋扁桃肥大を伴う小児 OSA に対しては，第一選択とし

表 1. 閉塞性睡眠時無呼吸　小児　診断基準

診断基準（基準 A と B を満たす）

A．以下の最低 1 つが存在する
　　1．いびき
　　2．努力性，奇異性，または閉塞性呼吸がその小児の睡眠中に認められる
　　3．眠気，多動，行動，学習の問題がある
B．終夜睡眠ポリグラフ（PSG）で，以下のうち最低 1 つを認める
　　1．睡眠 1 時間あたり，1 回以上の閉塞性無呼吸，混合性無呼吸あるいは低呼吸　または
　　2．総睡眠時間の少なくとも 25％以上が高炭酸ガス血症（動脈血炭酸ガス分圧（$PaCO_2$）>50 mmHg）
　　　であることで定義される閉塞性低換気パターンで，以下のうち最低 1 つを伴う
　　　　a．いびき
　　　　b．呼吸時鼻圧波形の平坦化
　　　　c．胸腹部の奇異性運動

睡眠障害国際分類　第 3 版（ICSD-3）

てアデノイド切除・口蓋扁桃摘出術を行う施設が多いと思われる．しかしながら，術前の経過観察期間や保存的治療は特に定まっていない．十分な重症度診断が行われず，視診と問診で手術適応が決められていることもある．成長障害（体重増加不良）を生じている重症例が，安全な体重まで手術待機するという理由で長期間にわたり保存的治療が行われていたり，逆に，手術紹介をされた軽～中等症児が外来通院の間に改善してしまうこともある．全身状態を観察したうえでの重症度診断（後述）と治療方法の選択は重要である．

1．保存的治療と手術時期の考え方

手術時期の決定には次の 2 点について注意が必要であると考える．一つには手術の適応を含めて保存的治療による経過観察への考え方，もう一つは手術が可能な年齢と乳幼児での手術である．

1）保存的治療による経過観察への考え方

フルチカゾンの点鼻やロイコトリエン受容体拮抗薬の小児 OSA への有用性が明らかになった[7)8)]こと，アデノイド切除・口蓋扁桃摘出術の小児 OSA の改善率を検討した多施設前向きランダム化比較試験（childhood adenotonsillectomy trial：CHAT study）[9)]の結果などから，軽～中等症例では保存的治療を行いつつ，手術の適応と時期を検討するようになってきた．CHAT study では，5～9 歳の軽～中等度の OSA の小児に対して，アデノイド切除・口蓋扁桃摘出術を行ったグループの 79％で AHI 含む諸症状の改善を認めた一方で，術後 20％程度で OSA の残存を認めている．一方，無治療群に振り分けられたグループでも 46％で

OSA が治癒していた．つまり，軽～中等度の症例に限っていえば，手術の効果は確実にあるが，改善しない症例，自然治癒する症例も存在するということが明らかにされた．また，小児 OSA にはアレルギー性鼻炎や上気道炎も関与し季節性があることも報告されている[10)]．

筆者らは，簡易検査の結果と全身状態（次項『重症度診断と高リスク症例への対応』を参照）を確認し，重症例でなければ，保護者と相談のうえ，半年程度の期限を決めてステロイド点鼻とロイコトリエン受容体拮抗薬投与と，鼻疾患が合併する場合はアレルギー性鼻炎，副鼻腔炎などの治療を行った後，再度重症度評価を行い，手術を行うかどうかを検討している．

2）手術可能な年齢と乳幼児での手術

乳幼児の免疫グロブリン値は乳幼児では成人に比べて低値であること，50 年ほど前にアデノイド切除・口蓋扁桃摘出術と経口ポリオワクチンに対する粘膜免疫の低下の関連が報告されたことなどから，現在でも，特に小児科医や保護者からアデノイド切除・口蓋扁桃摘出術後の免疫能の低下が危惧され，手術を躊躇される場合がある．その後，免疫グロブリンの低下があっても一過性であり，長期観察の報告でも免疫不全は問題にならない[11)12)]と報告されている．一方で，2 歳未満のアデノイド切除と口蓋扁桃摘出術は，いずれも手術合併症の危険性が高いことも知られている．全身麻酔と，アデノイド切除・口蓋扁桃摘出術に体重制限を設定している施設もあるが，2 歳未満でアデノイド口蓋扁桃肥大をきたしている場合は，哺乳

障害含む摂食障害，成長障害を起こしていることが多く，経鼻エアウェイ挿入や経鼻胃管栄養で一時的に全身状態を改善できたとしても，最終的に手術を回避できないことが多い．後述するように，PSG を行ったうえで，設備の整った病院で，十分なインフォームドコンセントのうえ，手術治療を計画することが望ましいと考える．ただし，手術の危険性を考えて口蓋扁桃肥大のない乳児には，将来再手術になる可能性を保護者に伝えたうえでアデノイド切除術を単独で行うこともある．片側扁摘は，前述するように両側手術でも免疫能には大きな影響がなく，かつ OSA に対する効果が不十分となるうえに，代償性肥大を短期間に起こすことがあるため，扁桃肥大を認め，手術の必要性があると判断すれば両側の口蓋扁桃摘出を行っている．

重症度診断と高リスク症例への対応

1．重症度診断
1）アデノイド・口蓋扁桃肥大と重症度
アデノイド・口蓋扁桃の大きさが，OSA の重症度と関連するのか否かは議論が分かれる[13][14]．

現在，小児 OSA においても，その原因はアデノイド・口蓋扁桃肥大だけではなく，顎顔面形態を含む解剖学的要因のほか，咽頭筋の反応性や小児特有の上気道の虚脱のしやすさ，呼吸中枢の安定性，覚醒閾値などが関与し，多元的であると考えられている[15]．扁桃およびアデノイドが大きければ小児 OSA は重症の可能性が高いが，扁桃が小さくアデノイドを認めなくても，重症小児OSA の可能性は否定できないということになる．睡眠呼吸障害の症状を訴える保護者や，疑いのある児に対して，口蓋扁桃の所見だけで治療の必要性の有無を決定してはならず，OSA に付随する諸症状の問診，動画や簡易モニター，全身状態を観察する必要がある．また，アデノイド単独の場合は軽症と考えられがちであるが，特に乳幼児では，上咽頭の閉塞は閉塞性の無呼吸・低呼吸に加え，末梢にあたる咽頭の虚脱および換気努力の増

大，換気不全を招くため注意が必要である．

2）無呼吸低呼吸指数（AHI）と重症度
成人の場合は，重症度は終夜睡眠ポリグラフィー（polysomnography：PSG）で算出される無呼吸低呼吸指数で決定される．小児の場合，OSAの確定診断は PSG で行えるが，正確な重症度の診断基準は定められていない．Marcus ら[16]の報告から AHI≦1 を正常，1＜AHI≦5 を軽度 OSA，5＜AHI≦10 を中等度 OSA，AHI＞10 を重度 OSA として扱うことが多い．臨床では簡易モニターを使用することが多いため，便宜的に呼吸イベント指数（respiratory event index：REI）を AHI として取り扱っていることが多いと思われる．AHI 10に満たない場合，手術は必要ないかというとそうとも限らないと考えている．特に，乳幼児や筋緊張低下を伴う疾患のある小児では，努力呼吸が持続し低換気に陥り，AHI がそれほど高くないにもかかわらず重篤な OSA 合併症を呈することがある．成長障害，哺乳・摂食障害，日中の明らかな傾眠傾向，続発性夜尿，動画での陥没呼吸を伴う症例などでは AHI にかかわらず，重症と考えて対応をしたほうがよい．

2．乳幼児，合併症がある症例など特殊例への対応
米国のガイドライン[5]では閉塞性の睡眠呼吸障害に対する口蓋扁桃摘出術を行うにあたって，2歳未満，肥満，ダウン症，顎顔面奇形，神経筋疾患，鎌状赤血球症，ムコ多糖症，口蓋扁桃の大きさと重症度に乖離がある場合には，術前 PSG を行うことを推奨している．さらに，イギリスのアデノイド切除・口蓋扁桃摘出術の多職種による con-sensus statement[17]では表 2 に示すような症例は周術期呼吸合併症の危険性が高いため，設備の整った専門病院で手術すべきとしている．

ここに挙げられているような症例であっても，アデノイド・扁桃肥大がある場合は，上気道の閉塞を除去することにより末梢気道の虚脱がある程度解消できること，また手術後 CPAP を選択せざるを得ない場合でもアドヒアランスが改善すると

表 2. 専門病院でのアデノイド切除・
口蓋扁桃摘出術が望ましい症例

- ・2 歳未満
- ・15 kg 以下
- ・成長障害
- ・重症肥満
- ・重症脳性麻痺
- ・筋緊張低下もしくは神経筋疾患
- ・著しい顎顔面形態奇形
- ・ムコ多糖症
- ・気道狭窄を生じる症候性疾患
- ・重篤な心疾患や肺疾患の合併
- ・心電図, 心エコーの異常
- ・重症の OSA(PSG を施行)

(文献 16 より引用・改変)

考えている. 術前に必ず PSG で評価を行い, 手術に際しては麻酔科, 小児科と十分な協議を行い, 術後は ICU 管理を基本とする.

参考文献

1) Brodsky L, Moore L, Stanievich JF：A comparison of tonsillar size and oropharyngeal dimensions in children with obstructive adenotonsillar hypertrophy, Int J Pediatr Otorhinolaryngol, **13**：149-156, 1987.

2) 切替一郎：新耳鼻咽喉科学　第 12 版：440. 南山堂, 2022.

3) Friedman M, Soans R, Gurpinar B, et al：Inter-examiner agreement of Friedman tongue positions for staging of obstructive sleepapnea/hypopnea syndrome. Otolaryngol Head Neck Surg, **139**：372-377, 2008.

4) Parikh SR, Coronel M, Lee JJ, et al：Validation of a new grading system for endoscopic examination of adenoid hypertrophy. Otolaryngol Head Neck Surg, **135**：684-687, 2006.

5) Mitchell RB, Archer SM, Ishman SL, et al：Clinical Practice Guideline：Tonsillectomy in Children(Update), Otolaryngol Head Neck Surg, **160**：S1-S42, 2019.
   Summary 米国の小児の口蓋扁桃摘出術のガイドライン. 日本と医療事情は異なるが適応, 術後管理など参考になる点は多い.

6) American Academy of Sleep Medicine. 日本睡眠学会 診断分類委員会(訳)：睡眠障害国際分類 International Classification of Sleep Disorders, Third Edition 第 3 版：33-36, ライフ・サイエンス, 2018.

7) Dayyat E, Serpero LD, Kheirandish-Gozal L, et al：Leukotriene pathways and in vitro adenotonsillar cell proliferation in children with obstructive sleep apnea. Chest, **135**：1142-1149, 2009.

8) Brouillette RT, Manoukian JJ, Ducharme FM, et al：Efficacy of fluticasone nasal spray for pediatric obstructive sleep apnea. J Pediatr, **138**：838-844, 2001.

9) Marcus CL, Moore RH, Rosen CL, et al：A randomized trial of adenotonsillectomy for childhood sleep apnea. N Engl J Med, **368**：2366-2376, 2013.
   Summary 軽～中等症の小児(5～9 歳)を扁桃所見に関係なく手術群と経過観察群に無作為振り分けした前向き研究.

10) Nakayama M, Koike S, Kuriyama S, et al：Seasonal variation in a clinical referral pediatric cohort at risk for obstructive sleep apnea. Int J Pediatr Otorhinolaryngol, **77**：266-269, 2013.

11) van den Akker EH, Sanders EA, van Staaij BK, et al：Long-term effects of pediatric adenotonsillectomy on serum immunoglobulin levels：results of a randomized controlled trial. Ann Allergy Asthma Immunol, **97**：251-256, 2006.

12) Yan Y, Song Y, Liu Y, et al：Short- and long-term impacts of adenoidectomy with/without tonsillectomy on immune function of young children <3 years of age：A cohort study. Medicine(Baltimore), **98**：e15530, 2019.

13) Tang A, Benke JR, Cohen AP, et al：Influence of Tonsillar Size on OSA Improvement in Children Undergoing Adenotonsillectomy. Otolaryngol Head Neck Surg, **153**：281-285, 2015.

14) Tagaya M, Nakata S, Yasuma F, et al：Relationship between adenoid size and severity of obstructive sleep apnea in preschool children. Int J Pediatr Otorhinolaryngol, **76**：1827-1830, 2012.

15) Wellman A, Edwards BA, Sands SA, et al：A simplified method for determining phenotypic traits in patients with obstructive sleep apnea. J Appl Physiol, **114**：911-922, 2013.

16) Marcus CL, Omlin KJ, Basinki DJ, et al：Normal polysomnographic values for children and adolescents. Am Rev Respir Dis, **146**：1235-1239, 1992.

17) Robb PJ, Bew S, Kubba H, et al : Tonsillectomy and adenoidectomy in children with sleep related breathing disorders : consensus statement of a UK multidisciplinary working party. Clin Otolaryngol, **34** : 61-63, 2009.

Summary 文献5よりも，具体的数値を挙げて，危険症例を記載している．当てはまったものは小児および睡眠専門の病院に紹介する．

MB ENT, 295：24-28, 2024

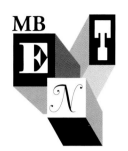

◆特集・扁桃手術の適応と新しい手技

成人の睡眠時無呼吸と扁桃

新谷朋子*

Abstract 成人の閉塞性睡眠時無呼吸症(OSA)の治療の際は上気道疾患の評価，閉塞部位診断を行う．CPAP は中等度～重症の OSA の治療の第一選択であるが，CPAP を忍容できない，アドヒアランスが低い場合や若年者では外科的治療も考慮される．また，単純いびきや軽度の OSA も積極的に上気道狭窄を評価し手術が有用な場合がある．成人の OSA では口蓋扁桃肥大の他に舌扁桃肥大，鼻中隔弯曲や小下顎などの解剖学的な閉塞要因だけが原因ではない．扁桃摘出術単独の治療は扁桃が大きく中等度以下，OSA(AHI＜30/時)では成功する可能性が高く，重度の肥満でAHI＞30 の重症例は治癒しない．咽頭形成術は治療効果のばらつきや術後の合併症が問題となるため，それを改善するために吸収性創傷閉鎖デバイスを使用して後部を引っ張る手術 CWICK などが行われている．扁桃摘出術，咽頭形成術などの sleep surgery では周術期管理について留意する．

Key words 閉塞性睡眠時無呼吸症(OSA)，いびき(snoring)，扁桃摘出術(tonsillectomy)，咽頭形成術(pharyngoplasty)

はじめに

成人の閉塞性睡眠時無呼吸症(obstructive sleep apnea：OSA)は，本邦では約 400～500 万人と推定され，日中の眠気や熟睡感の欠如だけではなく心血管障害，脳卒中，糖尿病，抑うつなどを合併，さらに過度の眠気，集中力低下や抑うつ，認知機能低下の原因となって職場での事故，交通事故の増加など社会に影響を及ぼすため，適切な治療介入が必要である．

OSA 診断検査のゴールドスタンダードは睡眠ポリグラフ検査(polysomnography：PSG)であるが，PSG を施行できる施設は限られており，在宅簡易モニター(検査施設外睡眠検査, out of center sleep testing：OCST)がその利便性・簡便性のため広く普及している．

診断と閉塞部位診断

成人の OSA は ICSD-3[1] では，無呼吸と低呼吸の回数(無呼吸低呼吸指数, apnea hypopnea index：AHI)が 5 以上，かつ日中の眠気や不眠の症状，あるいは高血圧などの合併症がある，または AHI が 15 以上で診断される．PSG での睡眠 1 時間あたりの無呼吸と低呼吸の回数は AHI，OCST での記録時間 1 時間あたりの無呼吸と低呼吸の回数は RDI(呼吸障害指数, respiratory disturbance index)で表される．

保険診療上は日中の傾眠，起床時の頭痛などの自覚症状が強く日常生活に支障をきたし，かつ AHI が 20 以上または RDI が 40 以上が鼻マスクによる持続陽圧呼吸(CPAP)療法が導入できる．

治療を行う際は，重症度や年齢，BMI，上気道の閉塞部位診断を行ってから治療方針を決定する．

成人 OSA の治療のゴールドスタンダードは

---

* Shintani Tomoko，〒 060-0061 北海道札幌市中央区南 1 条西 16-1-246　ANNEX レーベンビル 2F とも耳鼻科クリニック，院長

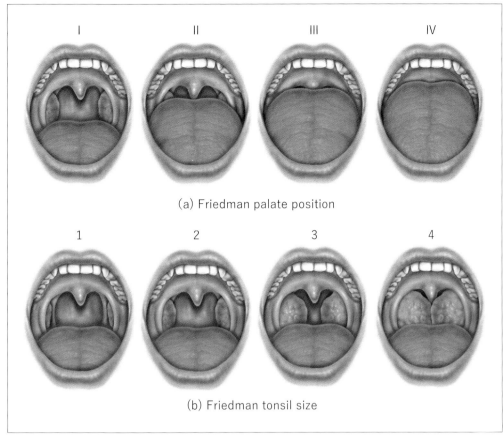

I II III IV

(a) Friedman palate position

1 2 3 4

(b) Friedman tonsil size

図 1. 舌根と軟口蓋の位置(a), 扁桃肥大度(b)

CPAP であるが, 睡眠時無呼吸症候群(SAS)の診療ガイドライン[2]の治療アルゴリズムでは, 治療の前に上気道疾患の評価を行い, 適応があれば外科的治療も考慮するとされている. 外科的治療を行う際は確実な閉塞部位診断が重要である.

閉塞部位診断として, 軟口蓋低位や舌肥大の評価のために Friedman palate position(Ⅰ～Ⅳ)[3], 口蓋扁桃肥大の分類は山本の分類[4], Friedman tonsil size[3](1～4)が用いられる(図1).

セファロメトリーで顎顔面形態を評価し, 鼻咽腔内視鏡では, 鼻腔形態の評価と Müller maneuver[5]にて, 閉塞部位が上咽頭・アデノイド, 軟口蓋型, 舌根型または混合型なのかを診断し, 軟口蓋型の咽頭の閉塞パターンを前後型, 扁桃型, 全周型に分類する.

可能な場合は, 薬物投与下睡眠内視鏡検査(drug induced sleep endscopy：DISE)で閉塞部位を同定する. 口蓋扁桃肥大による気道の閉塞以外に舌扁桃肥大による閉塞がみられるなど, 閉塞部位は一部位のみとは限らず複数部位の場合もある. 鼻閉の評価には鼻腔通気度検査を用いる.

治 療

CPAP は新血管系のイベントを低下させて日中の眠気も改善するため中等度～重症の OSA の治療の第一選択であるが, 30%程度が CPAP を忍容できず, 継続使用している症例でも CPAP の1日4時間以上の使用率が70%以上の良好使用例は30～60%程度で, アドヒアランスの低下が問題となる. その一因として, 鼻閉, 扁桃肥大が挙げられる. さらに, 30～40代の若年者ではCPAPを今後50年程度継続するのかという医療経済的な面を考慮すると外科的治療も考慮される.

また, 単純いびきや軽度の OSA でも集団生活や家庭内の深刻な問題となるため, OSA と鑑別のうえ積極的に上気道狭窄を評価する. 原はいびき音を周波数で分析を行い[6], 単純いびきのうち周波数が単一で最大音圧を示す周波数が 500 Hz

以下の場合，いびきは軟口蓋・口蓋垂の振動による振動型のいびきであり，① 手術的に音源である軟口蓋周辺の可動性を低下させること，② 振動部分での吸気時の気流速度を低下させるため気道の断面積を増大させることのいずれかが効果的で ① では口蓋垂切除，軟口蓋凝固術，② では鼻手術，口蓋垂軟口蓋咽頭形成術（uvulopalatopharyngoplasty：UPPP），extended UPF（uvulopalatal flap）などの咽頭形成術まで適応がある．次いで，単純いびきのうちやや周波数が上昇し800〜1000 Hz 前後の周波数において最大音圧を呈する場合は，舌根部や口蓋扁桃を中心とした狭窄型いびきのことが多いため，対処は，① 振動型と同様に，軟口蓋周辺の可動性を低下させる，② 狭窄部位を解除あるいは狭窄の程度を軽減させるの2点で，② 口腔内装置の使用や口蓋扁桃扁桃肥大がある場合には口蓋扁桃摘出術，舌根扁桃肥大では舌扁桃切除術なども考慮することを勧めている[6]．

OSA は小児と成人では病態が異なり，小児では咽頭扁桃（アデノイド）肥大と口蓋扁桃肥大が原因となることが多いため治療の第一選択は外科的切除である一方，成人の OSA では口蓋扁桃肥大の他に舌扁桃肥大，鼻中隔彎曲や小下顎などの解剖学的な閉塞要因だけが原因ではない．Wellman の OSA の病因モデル[7]では，① 解剖学的要因，② 呼吸調節系の不安定性（loop gain），③ 咽頭開大筋群の反応性，④ 覚醒閾値の4つの要因が挙げられ，これらのいくつかの要因が複合している場合が多い．上気道の解剖学的な要因が単独で生じている場合が30%で手術効果が期待できるが，残りの70%は解剖学的な要因とその他の要因が複合している．確実な閉塞部位診断を行うことができれば口蓋扁桃摘出術は有効な治療の選択肢となる．閉塞部位は一部位とは限らず複数部位にみられることもあるため，手術治療は十分な評価が必要となる．

軟口蓋咽頭部レベルの狭窄がある場合は，（口蓋）扁桃摘出術と口蓋咽頭形成術が併用または単独で手術される．

2021年に米国睡眠医学会の成人の OSA に対する手術ガイドライン[8]では，body mass index（BMI）が40未満で CPAP 治療不忍容の症例では睡眠外科医（sleep surgeon）にコンサルトすることが強く推奨されている．

扁桃摘出術

成人の OSA に対する単独扁桃摘出の評価についての7論文の Systematic Review[9]では AHI は65.2%減少（40.5から14.1へ）（n＝216），最低酸素飽和度は77.7%から85.5%（n＝186）に改善，エプワースの眠気スケールは11.6から6.1に減少（n＝125）．個々の患者の転帰（n＝54）は，成功率（AHI＜20および50%以上減少）は85.2%，治癒率（AHI＜5）は57.4%であった．メタアナリシスでは，術前の AHI が30未満であることが，手術の成功（P値＜0.001）と治癒（P値0.043）の有意な予測因子であった．以上から扁桃摘出術単独は特に扁桃が大きく軽度〜中等度の OSA（AHI＜30）の患者において成功する可能性が高く，治癒しなかった症例では重度の肥満で AHI＞30の重症例が多かった[9]．

治癒しなかった症例の中には舌根部や軟口蓋などの他の部位の閉塞が複数あることがあり，術前の閉塞部位診断は重要である．肥満，Friedman stageⅢ以上の症例は治療効果が低い．

咽頭形成術

中咽頭レベルの外科的治療として UPPP が1981年に Fujita ら[10]によりが紹介され広く行われたが，閉塞部位診断が十分に行われていないと改善率は50%程度で，メタアナリシス[11]では舌骨低位が成功率に影響する負の予測因子とされている．咽頭形成術は口蓋扁桃摘出術を施行してから口蓋咽頭筋を外側上方へ牽引し挙上するものであるが，治療効果のばらつきや術後の合併症が問題となっているため，それらを改善するために吸収性創傷閉鎖デバイスを使用して後部を引っ張る手術 CWICKs が行われ（図2）[12]，治療成績は従来の

Intraoperative findings	Schema (From the oral cavity to the posterior wall of the pharynx)	Schema (From the hypopharyngeal direction to the nasopharyngeal direction)
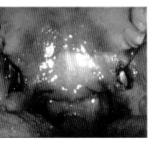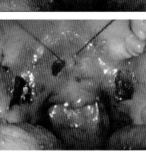	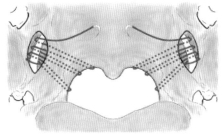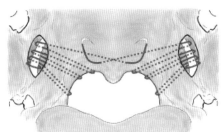	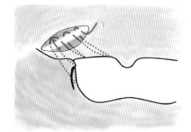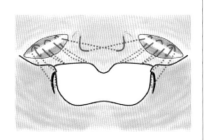

図 2. CWICKs
（文献 12 より）

UPPP と同等以上で嚥下障害や瘢痕狭窄などの合併症がほとんどなく，低侵襲でシンプルかつ効果的な外科手術とされている.

周術期管理

扁桃摘出術，咽頭形成術，sleep surgery では周術期管理について留意する．UPPP の合併症発現率 1.5%，術後死亡率 0.2% と報告[13]され，特に術後の呼吸障害による合併症が問題となる．アメリカ麻酔科学会は OSA の麻酔管理ガイドラインでは上気道に関する術前のリスク評価として，咽喉頭所見とセファロ解析による上気道評価，さらに術後の気道浮腫，全身麻酔後の呼吸抑制，REM リバウンドなど，周術期の呼吸と睡眠の影響について，術前後の PAP 管理を含めた総合的な管理を勧めている[14].

千葉は OSA 患者の手術では周術期合併症を起こしやすいため，術前の準備において CPAP をはじめとする効果的な治療により全身状態の回復を図り手術に臨み，術後の呼吸管理は非常に重要で十分なモニタリングのもと管理を行うが，CPAP の使用に耐えられない場合もあり，代替えのネー

ザルハイフローを使用するなど呼吸管理に最大の注意を払う必要があり，sleep surgery の周術期はリスクが大きく，術後の呼吸状態の増悪予防や鼻手術時の鼻呼吸ルート確保など，安全な周術期管理において克服すべき課題は多いと述べている[15].

睡眠と上気道の正確な評価から病態を理解して，適応，術式，周術期管理を行う必要がある.

文 献

1) American Academy of Sleep Medicine：International Classification of Sleep Disorders 3rd ed, Darien, 2014.
2) 日本呼吸器学会ほか(監)，睡眠時無呼吸症候群(SAS)の診療ガイドライン作成委員会(編)：睡眠時無呼吸症候群(SAS)の診療ガイドライン 2020. 南江堂, 2020.
3) Friedman M, Ibrahim H, Bass L：Clinical staging for sleep-disordered breathing. Otolaryngol Head Neck Surg, **127**(1)：13-21, 2002.
4) 多賀谷満彦，中田誠一：小児の睡眠呼吸障害の診断 6. 鼻咽頭の診察. 宮崎総一郎ほか(編)：83-89, 小児の睡眠呼吸障害マニュアル. 全日本病院出版会, 2012.
5) Sher AE, Thorpy MJ, Shprintzen RJ, et al：

Predictive value of Müller maneuver in selection of patients for uvulopalatopharyngoplasty. Laryngoscope, **95**(12)：1483-1487, 1985.

6）原　浩貴：耳鼻咽喉科で診る睡眠障害―睡眠障害の耳鼻咽喉科的手術治療―．耳喉頭頸, **89**(7)：513-517, 2017.
　Summary　いびき音を周波数で分析を行い最大音圧を示す周波数が 500 Hz 以下の場合，いびきは軟口蓋・口蓋垂の振動による振動型のいびきで，800〜1000 Hz 前後の周波数において最大音圧を呈する場合は，舌根部や口蓋扁桃を中心とした狭窄型いびきのことが多い．

7）Wellman A, Malhotra A, Jordan AS, et al：Effect of oxygen in obstructive sleep apnea：role of loop gain. Respir Physiol Neurobiol, **162**(2)：144-151, 2008.
　Summary　OSA の病因モデルでは ① 解剖学的要因，② 呼吸調節系の不安定性(loop gain)，③ 咽頭開大筋群の反応性，④ 覚醒閾値の4つの要因が挙げられ，これらのいくつかの要因が複合している場合が多い．

8）Kent D, Stanley J, Aurora RN, et al：Referral of adults with obstructive sleep apnea for surgical consultation：an American Academy of Sleep Medicine clinical practice guideline. J Clin Sleep Med, **17**：2499-2505, 2021.
　Summary　OSA の成人を外科的診察に紹介するための臨床実践上の推奨事項を示している．CPAP に不忍容または受け入れられない OSA および BMI が 40未満の成人は睡眠外科医への紹介を検討することを進める．

9）Camacho M, Kawai M, Zaghi S, et al：Tonsillectomy for adult obstructive sleep apnea：A systematic review and meta-analysis. Laryngoscope, **126**：2176-2186, 2016.

10）Fujita S, Conway W, Zorick F, et al：Surgical correction of anatomic azbnormalities in obstructive sleep apnea syndrome：uvulopalatopharyngoplasty. Otolaryngol Head Neck Surg, **89**(6)：923-934, 1981.

11）Choi DH, Cho SH, Kim SN, et al：Predicting outcomes after uvulopharyngoplasty for adult obstructive sleep apnea：a meta-analysis. Otolaryngol Head Nexk Surg, **155**：904-913, 2016.

12）Inoue D, Chiba S, Kondo M, et al：Surgical procedure and treatment results of pharyngoplasty CWICKs for obstructive sleep apnea. Auris Nasus Larynx, **49**(4)：644-651, 2022.

13）Kezirian EJ, Weaver EM, Yueh B, et al：Incidence of serious complications after uvulopalatopharyngoplasty. Laryngoscope, **114**：450-453, 2004.

14）American Society of Anesthesiologists Task Force on Perioperative Management of patients with obstructive sleep apnea：Practice guidelines for the perioperative management of patients with obstructive sleep apnea：an up-dated report by the American Society of Anesthesiologists Task Force on Perioperative Management of patients with obstructive sleep apnea. Anesthesiology, **120**：268-286, 2014.

15）千葉伸太郎：OSA における周術期のリスクと管理．MB ENT, **262**：19-24, 2021.

Monthly Book
ENT○NI
エントーニ

2023年10月増大号
No.289

みみ・はな・のどの
"つまり"対応

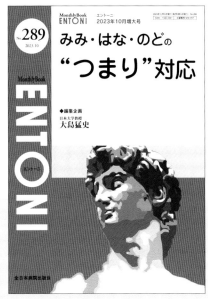

No.289
2023.10
MonthlyBook
ENTONI エントーニ
2023年10月増大号
ISSN 1346-2067 三全版号 MB ENT

みみ・はな・のどの
"つまり"対応

◆編集企画
日本大学教授
大島猛史

MonthlyBook
ENTONI
エントーニ

全日本病院出版会

編集企画 **大島猛史**
（日本大学教授）

B5 判 152 頁
定価 5,390 円（本体 4,900 円）

"つまり" という症状の原因は何なのか？

原因が多岐にわたるため診断の見極めが重要となる "つまり" について、見逃してはならない疾患も含め、どのように対応すべきかエキスパートにより解説！小児への対応・心理的アプローチ・漢方治療も取り入れ、充実した特集号です。

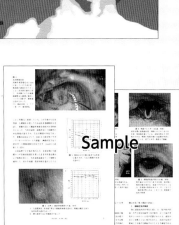

Sample

目次

詳しくはこちらから

 全日本病院出版会 〒113-0033 東京都文京区本郷 3-16-4　Tel：03-5689-5989
www.zenniti.com　　　　　　　　　　　　　　　　　Fax：03-5689-8030

MB ENT, 295：30-37, 2024

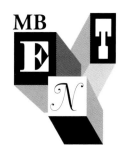

◆特集・扁桃手術の適応と新しい手技

パワーデバイスによる新しい扁桃手術 (1) コブレーター

河野正充[*1]　保富宗城[*2]

Abstract　コブレーターは，低温(40〜70℃)で結合組織が切除され，周囲組織の熱損傷が少ない高周波低温メスである．口蓋扁桃摘出術における課題の一つとして，術後の疼痛による経口摂取不良を主とした ADL の低下が挙げられるが，本法は深部への熱損傷が軽微であり，術後疼痛が少ないことが多くの報告で示されており，鎮痛薬の消費量の減少や入院期間の短縮による医療経済学的効果が期待される．コブレーターワンドにはアブレーションモードによる切除，焼灼モードによる止血および吸引の 3 つの機能が備わっており，フットスイッチで切除・止血操作を行うことが可能である．目的に応じて器具を持ち替える必要がないため，術者の負担軽減や手術時間の短縮に寄与する．一方で，不用意な筋層への操作は深部組織の損傷や出血のリスクを伴う．内視鏡や顕微鏡などの鏡視下に，扁桃被膜を確実に同定し，こまめな止血により良好な視野を維持することがコブレーターを用いた口蓋扁桃摘出術を安全に行うための鍵となる．

Key words　口蓋扁桃摘出術(tonsillectomy)，コブレーション(coblation)，内視鏡(endoscope)，顕微鏡(microscope)，外視鏡(exoscope)

はじめに

コブレーター2サージェリーシステム(Smith & Nephew)は，ワンド先端のバイポーラ電極間に生理食塩水を介して高周波電流を流すことでその間の組織を切開，凝固するデバイスである(図1)．切開時に生じる熱は 40〜70℃とされており，周囲組織への熱損傷が軽微であることから，口蓋扁桃摘出術における大きな課題である術後疼痛が緩和されることが大きな利点である．本邦では，2005年にコブレーションによる口蓋扁桃摘出術(以下，コブレーション扁桃摘出術)が導入され，徐々に普及しており，様々な施設からコブレーション扁桃摘出術の有用性が報告されている[1)2)]．

コブレーション扁桃摘出術の手順

1．機器設定と術野の確保

扁桃肥大の症例を例に示す．コブレーターの出力はアブレーションモード(黄)7，焼灼モード(青)3に設定する．開口器は舌根を十分に圧排し，下極の視野を確保しやすいものを使用する．当教室では，ブレードが彎曲した聖マリ医大改良式デビスクロー氏開口器を使用している．扁桃鉗子は切開部位を効率的に牽引するため，適宜把持部を持ち替えられる鉗子がよい(図2)．

2．口蓋扁桃摘出の手順(右側)(図3)

1）扁桃外側の処理

開口器で術野を確保した後，扁桃鉗子の片方の先端を陰窩に挿入し，口蓋扁桃組織を把持して内側に十分牽引することで，前口蓋弓粘膜を伸展する．前口蓋弓粘膜の内側縁の位置をアブレーショ

[*1] Kono Masamitsu，〒 641-8509 和歌山県和歌山市紀三井寺 811 番地 1　和歌山県立医科大学医学部
耳鼻咽喉科・頭頸部外科学講座，准教授
[*2] Hotomi Muneki，同，教授

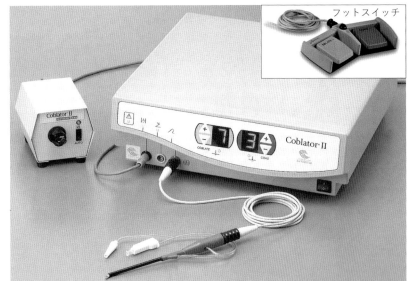

図 1.
コブレーター 2 サージェリーシステム
本体，流量調節弁ユニット，フットスイッチと単回使用ワンドからなる．単回使用ワンドを除いた本体セットの小売希望価格は 2,200,000 円である

フットスイッチ

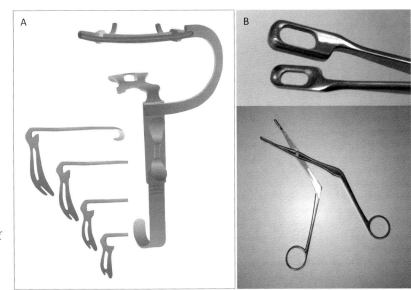

図 2.
使用器具
　A：聖マリ医大改良式デビスクロー氏開口器
　B：扁桃把持鉗子

ンモードで切開し，扁桃中極の高さで扁桃被膜を同定する．扁桃実質を露出しないように，最外側の被膜を確認する．ワンド先端を扁桃側（内側）に向けながら扁桃被膜に沿って上下方向に扁桃と外側の咽頭筋群の間の結合組織を切除し，扁桃組織を内側に翻転していく．

2）扁桃下極の処理

扁桃鉗子にて扁桃組織を内下方（頭側正中方向）に牽引し，扁桃下極と舌扁桃の移行部を明視下に置く．移行部をアブレーションモードで切除し，断端を焼灼モードで止血する．止血処置は移行部を完全に切離する前の断端が見えやすいタイミングで行うとよい．

3）扁桃上極の処理

扁桃鉗子にて扁桃組織を内上方（尾側正中方向）に牽引し，扁桃上極を内下方に剝離する．扁桃上極は外口蓋静脈からの静脈性出血がみられる場合があり，止血操作を行う．必要以上の止血操作は術後口蓋垂に浮腫をきたす要因となるため注意する．また，アブレーションモード，焼灼モードともに口蓋帆挙筋の収縮が起こることがあり，口蓋垂の損傷に注意する．

4）扁桃の摘出と止血

扁桃組織を内側に牽引し，扁桃裏面を後口蓋弓の付着部から切離することで扁桃組織を摘出する．扁桃摘出後，口蓋弓鈎や鏡を用いて扁桃床を

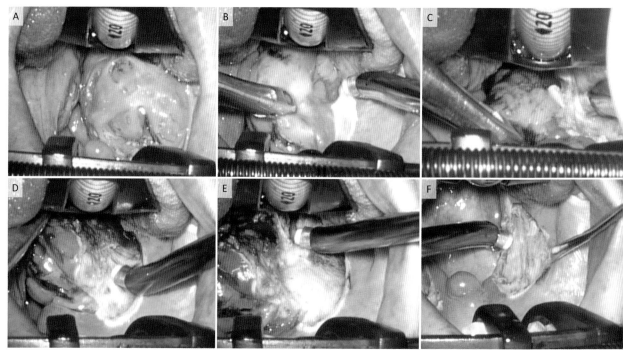

図 3. 手術手順(右口蓋扁桃)

A:扁桃は Mackenzie 分類Ⅲ度肥大である
B:扁桃を内側に牽引し,前口蓋弓内側縁より切開を開始する
C:下極は断端を焼灼止血しながら切除する
D:上極は扁桃を内上方(尾側)に牽引し,口蓋垂の損傷に注意しながら,後口蓋弓の手前まで剝離する
E:適宜扁桃組織を内側に翻転するように牽引しながら,扁桃組織を剝離し,最後に後口蓋弓から切離する
F:創部をよく観察し,焼灼モードで止血する

十分に観察し,出血部位を焼灼モードで止血する.

鏡視下手術の重要性

　コブレーション扁桃摘出術でもっとも重要なことは,扁桃被膜を確実に同定し,咽頭収縮筋へ操作が及ばないようにすることである.そのため,内視鏡・顕微鏡下に手術を行うことを強く推奨する[3)4)].内視鏡は,先端の位置を自在に調整することが可能であり,特に開口が十分にできず術野が狭い症例では有効性が極めて高い.一方で,カメラ保持のための助手あるいは専用の固定機が必要であったり,術野でワンドと内視鏡が干渉しやすいため,執刀医だけでなく,助手の習熟度も手術の進行に影響する.顕微鏡は助手を必要とせず,執刀医のみでの手術完遂が可能であるが,ワンドのワーキングスペースを確保するために,創部と顕微鏡の距離を十分に確保する必要がある.また,顕微鏡下に下極の視野を確保する場合,視軸をより水平に近づける必要があり,術野が遠くな

るため,執刀医の負担が大きくなる.近年,耳鼻咽喉科頭頸部外科領域の手術においても 3D 外視鏡が導入されつつあり,口蓋扁桃手術においても外視鏡による良好な視野とワンドを制限なく操作できるワーキングスペースの確保が両立し得ることが報告されている[5)].

術後管理

　コブレーション扁桃摘出術における術後管理は従来法と大きく変わらないが,術後疼痛が少ないことから創部安静が不十分になりやすく,注意を要する.コブレーション扁桃摘出術後の創部には,従来法よりも厚い白苔が付着し,術後1週間～2週間で徐々に脱落し,上皮化が完了する(図4).コブレーション扁桃摘出術は,他の手術法と同様に早期出血と晩期出血がみられるが,晩期出血がやや多いという報告が複数ある[6)7)].創部の感染や物理的刺激により上皮化が完了していない領域の白苔が脱落すると,術後出血をきたすことが

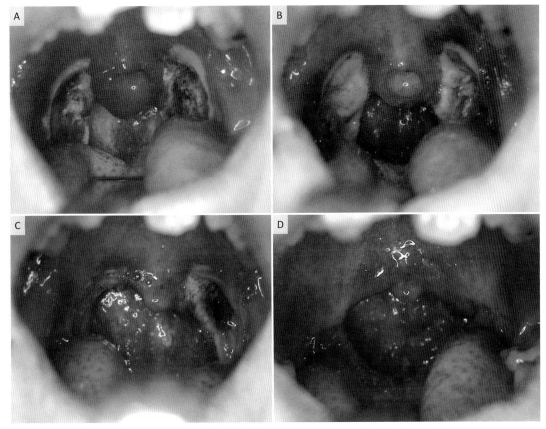

図 4. 術後経過
A：術後 1 日目．扁桃床に白苔が形成されつつある
B：術後 3 日目．扁桃床全体が厚い白苔で被覆される
C：術後 7 日目．辺縁より上皮化が進行し，白苔の脱落が始まる
D：術後 21 日目．扁桃床の上皮化が完了する

ある．多くの場合，安静による経過観察や焼灼処置で止血が可能であるが，止血困難な場合には全身麻酔下での止血術を要する．

一方で，術後早期より良好な ADL が保たれることから，食事形態や安静度に関する十分な指導のもとに早期退院を目指すことが可能である．小山田らは，コブレーション扁桃摘出術における短期入院クリニカルパスを作成し，術後合併症の発症率が従来の入院管理と明らかな差がみられないことを報告している[8]．

コブレーション扁桃摘出術のコツとピットフォール

1．コブレーターワンドの仕組みを理解する

コブレーターワンドの切開・凝固と焼灼止血はそれぞれワンド先端の別の部位で行うことを熟知する必要がある．すなわち，切開・凝固はワンド先端外縁の電極間で行われ，焼灼止血はワンド先端中央で行われるため，用途別に創部に対するワンド先端の当て方が異なる（図 5）．また，生理食塩水を介して電流が流れることで，その部位の組織が切除されることを十分に認識する．ワンド先端を組織に押し当てながらアブレーションすると，深部組織の損傷やワンドの目詰まりの原因となる．

2．止血操作は焼灼を原則とする

コブレーションモードにより凝固された創部はやや固く，出血部位の結紮止血は困難であることが多い．ほとんどの出血は焼灼モードによる止血が可能であるが，焼灼止血が困難であった場合には，吸収糸を用いた Z 縫合などによる縫縮止血を考慮する．

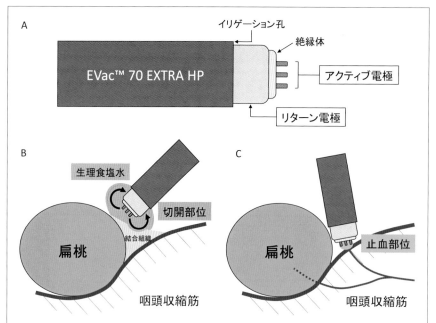

図 5.
コブレーターワンドの仕組み
 A：ワンド先端の模式図
 B：アブレーションモードによる切除・凝固. アクティブ電極とリターン電極間を結合組織上に置き, 押し当てないように出力する
 C：焼灼モードによる止血. アクティブ電極を軽く出血部に押し当て, 出力する

表 1. コブレーターワンドの種類

ワンドの種類	EVac™ 70 EXTRA HP	PROcise™ EZ-VIEW	PROcise™ EZ	PROcise™ MAX
先端形状				
先端径	3.5 mm	3.5 mm	2.9 mm	4.4×2.8 mm
推奨術式	扁桃摘出術	扁桃摘出術	扁桃摘出術	PIT
小売希望価格	33,000 円	39,000 円	39,000 円	39,000 円

3. 術式によってワンドを使い分ける

扁桃手術用のコブレーターワンドは複数あり, 口蓋扁桃被膜と咽頭収縮筋の間の結合組織を切開する口蓋扁桃摘出術と扁桃被膜内の扁桃組織を除去する被膜内口蓋扁桃切除術(powered intracapsular tonsillotomy：PIT)で使い分けるべきである. 口蓋扁桃摘出術では, 良好な視野が得られるとともに, 切開面が小範囲となるシャフト径が小さいワンドが適する. 一方で, PITではシャフト径が太く目詰まりを起こしにくいワンドが適する(表1).

4. 周辺組織の損傷を回避する

コブレーションモード, 焼灼モードいずれにおいても咽頭筋収縮による口蓋弓や口蓋垂などの周囲組織損傷に注意する. 扁桃組織と前口蓋弓および後口蓋弓との剝離の際には, 口蓋弓粘膜に穿孔を起こさないように注意する. 特に, 扁桃組織が大きい症例や癒着が強い症例に周辺組織の損傷が起こりやすい(図6).

ラーニングカーブ

コブレーション扁桃摘出術は症例数を経験することで手術時間の短縮や術中出血量の減少が得られ, ラーニングカーブを認めることが報告されている[3)9)]. 筆者が耳鼻咽喉科医の1~3年目に執刀した症例の後ろ向き検討においても, 執刀数が10例を超えた頃から手術手技が安定し, 短時間で手術を完遂できるようになることが確認された(図7).

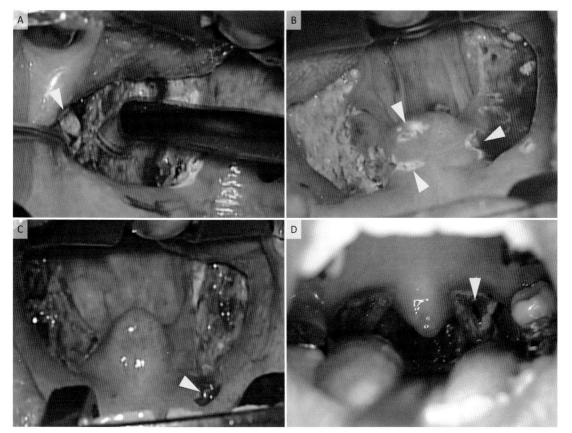

図 6. 周辺組織の損傷
A：筋層の損傷により副咽頭間隙の脂肪組織が露出している（矢尻）
B：切除操作中の口蓋帆挙筋収縮でワンド先端に口蓋垂が触れた（矢尻）
C：上極操作中，ワンド先端が軟口蓋粘膜に当たった（矢尻）
D：扁桃裏面の剥離操作の際に，後口蓋弓粘膜を損傷した（矢尻）

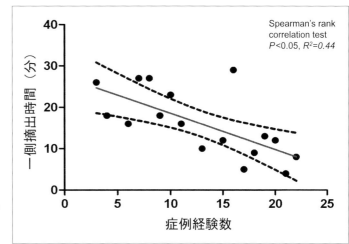

図 7.
ラーニングカーブ
10〜15 例を経験すると手技が安定する
（文献 3 より引用）

コブレーション扁桃摘出術のエビデンス（表2）

　コブレーション扁桃摘出術は術中出血量が少な
く手術時間が短縮されるとともに，術後疼痛が少

ないことが複数の論文で示されているが，エビデ
ンスレベルの高い研究は少ない．2017 年にアップ
デートされた Cochrane Database of Systematic
Reviews では，口蓋扁桃摘出術においてコブレー

表 2. コブレーション扁桃摘出術のエビデンス

アウトカム	解析結果	エビデンスの質（GRADE）	解釈
術後1日目における疼痛	コブレーション群では標準化平均差が−0.79（−1.38〜−0.19）	very low	コブレーション群では疼痛が少ないが，この差が患者にとって重要かどうかは不明である．
術後3日目における疼痛	コブレーション群では標準化平均差が−0.44（−0.97〜0.09）	very low	コブレーション群では疼痛が少ないが，この差が患者にとって重要かどうかは不明である．
術後7日目における疼痛	コブレーション群では標準化平均差が−0.01（−0.22〜0.19）	low	コブレーションによる痛みには臨床的に有意な差は認めない．
術中出血量		very low	コブレーション群のほうが出血量が少ないが，この重要性を解釈するのは困難である．
早期出血	0.0%(100人あたり−0.6〜1.1)	low	コブレーション群の早期出血のリスクは臨床的に有意差を認めない．
晩期出血	1.3%増加(100人あたり−0.2〜3.5)	low	コブレーション群の晩期出血のリスクは若干高いかもしれない．

（文献 10 より引用・改変）

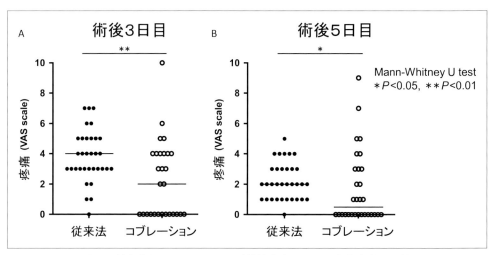

図 8. 従来法とコブレーション扁桃摘出術における術後疼痛の比較

ションが他の方法よりも有益であるかどうかを検証されているが，術後早期の疼痛が少ない可能性が示されているものの，様々なバイアス，研究間の統計法の差などからエビデンスレベルは低い．適切にデザインされた無作為化比較試験が必要であると結論されている[10]．

1．術後疼痛

コブレーション扁桃摘出術は術後1日目では，疼痛が少なく，標準化平均差（SMD）が−0.79（95% CI：−1.38〜−0.19）であるというエビデンスがある．一方で，3日目ではSMDが−0.44に減少し（95% CI：−0.97〜0.09），7日目ではほとんど差が消失する（SMD −0.01，95% CI：

−0.22〜0.19）．自験例においても，術後3日目および5日目に剝離子とバイポーラを用いた従来法と比較して，コブレーション扁桃摘出術では有意に疼痛が少なかった（図8）．これらの報告は，コブレーション扁桃摘出術が術後早期の疼痛軽減に寄与する可能性を示しているが，エビデンスレベルは低く，さらなるデータの蓄積が待たれる．

2．術後出血

術後出血については，従来法と同様の頻度の一次出血があるとともに，コブレーション扁桃摘出術による二次出血のリスクのわずかな増加の可能性が除外できないとされる．一次出血のリスクは他の方法と同様であった（リスク比 0.99，95%

CI：0.48〜2.05). 一方で，二次出血のリスクは，リスク比 1.36（95% CI：0.95〜1.95）であり，対照群の中央値をベースラインリスクとすると，コブレーション群の絶対リスクは 5% であった.

コブレーション扁桃摘出術の医療経済的効果と今後の課題

2023 年現在，口蓋扁桃手術（摘出）の保険点数は一側 3600 点，両側 7200 点である. コブレーターワンドは単回使用器具のため，単回使用器具を使用しない口蓋扁桃摘出術と比較して手術における病院負担が大きくなる. 一方で，医療経済的効果は手術のみではなく，術後疼痛の軽減による術後鎮痛薬使用量の減少，早期経口摂取改善による入院期間の短縮効果などを包括的に検討する必要がある. 杉田らは，コブレーション扁桃摘出術はパワーデバイスを使用しない口蓋扁桃摘出術と比較して，患者の摂食状態や体力の早期回復をもたらし，入院期間を短縮することで，職務復帰までの期間の減少，小児例の場合には保護者の休職期間の短縮が可能となり，医療経済的効果が期待できるとしている[11].

以上のことから，コブレーション扁桃摘出術は患者の QOL と医療経済的効果の両面から有益性が高いと考えられる. 一方で，本邦では口腔咽頭領域における低侵襲手術に対する加算が設定されておらず，本法が十分に普及しているとは言い難い. 耳鼻咽喉科頭頸部外科医によるさらなるエビデンスの蓄積が望まれる.

参考文献

1) 菊池 恒，笹村佳美，長友孝文ほか：コブレーションシステムを用いた口蓋扁桃摘出術における術後出血例の検討. 口咽科，25：85-89, 2012.
2) 守本倫子：扁桃・アデノイド手術技術 コブレーションシステムを用いた小児口蓋扁桃摘出術. 口咽科，27：121-125, 2014.
3) 藤原啓次，河野正充，小上真史ほか：手術用顕微鏡下に行うコブレーション口蓋扁桃摘出術. 日耳鼻会報，114：924-927, 2011.
   Summary コブレーション扁桃摘出術は手術用顕微鏡下に行うと，被膜や血管の同定が容易となり，術中出血の減少・術後疼痛の軽減に寄与する可能性が考えられた. また，ラーニングカーブが存在し，10〜15 例で手技が安定する.
4) Pang Y, Gong J, Huang J, et al：Coblation tonsillectomy under surgical microscopy：A retrospective study. J Int Med Res, 44：923-930, 2016.
5) Murakami D, Hijiya M, Iyo T, et al：Improvement of Surgical View and Working Space at the Lower Pole by Three-Dimensional Exoscope-Assisted Coblation Tonsillectomy：A Case Series. Medicina（Kaunas），59：259, 2023.
6) Söderman AC, Odhagen E, Ericsson E, et al：Post-tonsillectomy haemorrhage rates are related to technique for dissection and for haemostasis. An analysis of 15734 patients in the National Tonsil Surgery Register in Sweden. Clin Otolaryngol, 40：248-254, 2015.
7) Praveen CV, Parthiban S, Terry RM：High incidence of post-tonsillectomy secondary haemorrhage following coblation tonsillectomy. Indian J Otolaryngol Head Neck Surg, 65：24-28, 2013.
8) 小山田匠吾，中川雅文，岡野光博ほか：当院におけるコブレーション口蓋扁桃摘出術の現況. 口咽科，34：39-45, 2021.
   Summary コブレーション扁桃摘出術に対し，2 泊 3 日のクリニカルパスを導入し，後ろ向き検討を行った. 術後出血はこれまでの報告と同様であり，短期入院とすることによる術後合併症の増加は認めなかった.
9) Carney AS, Harris PK, MacFarlane PL, et al：The coblation tonsillectomy learning curve. Otolaryngol Head Neck Surg, 138：149-152, 2008.
10) Pynnonen M, Brinkmeier JV, Thorne MC, et al：Coblation versus other surgical techniques for tonsillectomy. Cochrane Database Syst Rev, 8：CD004619, 2017.
    Summary コブレーション扁桃摘出術は術後早期の疼痛を軽減する可能性があるものの，よくデザインされた RCT がなく，エビデンスレベルは低い. 晩期出血の頻度が若干高い可能性があるが，やはりエビデンスレベルは低い.
11) 杉田 玄，河野正充，戸川彰久ほか：コブレーション扁桃摘出術の有効性と医療経済的検討. 耳鼻臨床，105：989-997, 2012.

MB ENT, 295：38-43, 2024

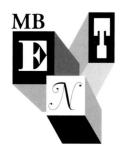

◆特集・扁桃手術の適応と新しい手技

パワーデバイスによる新しい扁桃手術 (2) マイクロデブリッダー

島田茉莉*

Abstract 口蓋扁桃摘出術は，従来は慢性扁桃炎などの再発性・炎症性病変に対して行われることの多い手術であったが，最近では閉塞性睡眠時無呼吸を伴う扁桃肥大症への手術適応症例が増加しており，特に若年層では，世界的には扁桃摘出術のもっとも一般的な適応となっている．マイクロデブリッダーを用いた扁桃摘出術では扁桃組織の 80～90% を除去することをコンセプトにしている．被膜内口蓋扁桃摘出術（powered intracapsular tonsillectomy：PIT）では扁桃被膜が残されるため，痛みが少なく，回復が早く，遅発性の合併症が少ないという利点がある．本稿では，マイクロデブリッダーを用いた扁桃摘出術の手術方法について，エビデンスおよび具体的な手術方法を tips & pitfalls を含めて提示する．

Key words 被膜内口蓋扁桃摘出術（powered intracapsular tonsillectomy），マイクロデブリッダー（microdebrider），閉塞性睡眠時無呼吸症（obstructive sleep apnea），術後出血（postoperative bleeding），手術合併症（operative comlications），手術方法（surgical techniques）

はじめに

口蓋扁桃摘出術は古くは紀元前 1000 年頃に Hindu medicine で言及された 3000 年の歴史をもつ手術である．従来は慢性扁桃炎などの再発性・炎症性病変に対して行われることの多い手術であったが，昨今は小児の閉塞性睡眠時無呼吸症（OSA）に対しての需要が増加している．従来法の手術には術後早期・後期の後出血や，術後疼痛による食事摂取の遅れなどの問題が指摘されてきた．一般に口蓋扁桃摘出術の後出血は術者の経験年数にかかわらず 1～4% とされ，アデノイド切除術の 0.3% の後出血と比べても高率である．近年，OSA 手術の低年齢化が進み 1～3 歳児の手術症例が増加しているが，ボストン小児病院からの報告[1]では，3 歳未満では口蓋扁桃摘出術後の呼吸困難や脱水症，後出血などの合併症の発生率がより高いことが知られている．殊に幼少児の口蓋扁桃・アデノイド手術においては，従来法よりも安全な手術法が望まれる．1990 年代後半からはバイポーラやモノポーラなどの電気凝固器に加えて，コブレーターや超音波メス，マイクロデブリッダー，BiZact™ などの各種パワーデバイスを用いた口蓋扁桃摘出術，さらに被膜内口蓋扁桃摘出術（powered intracapsular tonsillectomy：PIT）が導入されてきている．

マイクロデブリッダーを用いた
扁桃摘出術のエビデンス

従来の扁桃摘出術の適応疾患は再発性扁桃炎であったため，口蓋扁桃を完全に取り除くことが重要とされていた．しかし，最近では閉塞性睡眠時無呼吸を伴う扁桃肥大症への手術適応症例が増加しており，特に若年層では，扁桃摘出術のもっとも一般的な適応となっている．マイクロデブリッダーを用いた扁桃摘出術では扁桃組織の 80～

* Shimada Dias Mari，〒 329-0498 栃木県下野市薬師寺 3311-1　自治医科大学耳鼻咽喉科，助教

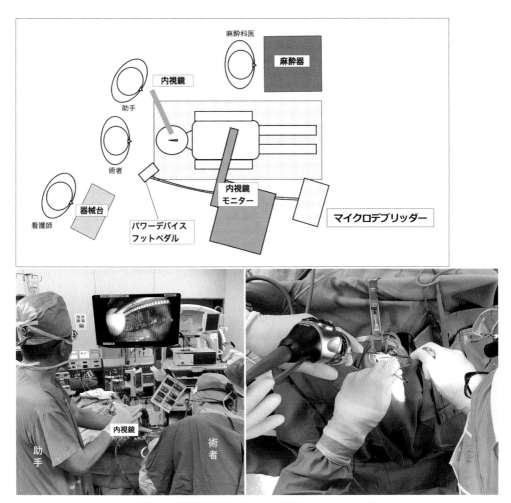

図 1. 内視鏡を用いた PIT 手術のセッティング

90％が除去される. 扁桃被膜が残されるため, 痛みが少なく, 回復が早く, 遅発性の合併症が少ない[2)3)]. 最近本邦から報告された後ろ向きケースコントロールスタディでは, PITA(被膜内口蓋扁桃摘出術＋アデノイド切除術)を施行した 93 児と従来法を施行した 81 児について比較しており, PITA では術後出血のオッズを 8.95％(オッズ比[OR]：5.69, $P=0.013$), 二次出血のオッズを 8.8％(OR：10.08, $P=0.006$)減少させ, 術後鎮痛薬の使用量を 0.35％($P<0.001$)減少させ, さらに術後 1 日目の経口摂取量を 17％($P<0.001$)増加させたことが示された. また, 早期出血率や再増殖率に 2 群間で有意差はなかったと報告されている[4)]. 現在得ることができる比較研究のほとんどは非 RCT の観察研究であり, エビデンスレベルが高いとはいえない. そのため, 扁桃摘出術

の手術法についての優劣についてはいまだに決着がついていない. しかし, 少なくとも PIT が従来法よりも劣る術式であるというエビデンスはなく, むしろより安全で術後回復が早い手術法である可能性が示唆されている[4)~8)].

マイクロデブリッダーによる PIT 手術の実際

1. 手術のセッティング

内視鏡を用いた PIT 手術のセッティングを図1に示す. 顕微鏡や外視鏡を用いる場合には, モニターの位置を適宜調整する. 内視鏡は術者が保持してもよいが, 両手操作が必要な場合には助手が保持する. 内視鏡を用いた PIT 手術の利点として下記 3 点が挙げられる.
① 摘出部の状態を拡大視下に鮮明に視認可能である.

② 小顎や開口制限のある場合などでも，良好な視野が得られ，パワーデバイスを用いることによってワーキングスペースが小さくても手術が完遂できる.

③ 術者以外の全員が，術者と同じ術野を見ることができる.

顕微鏡や外視鏡を用いた場合，常に両手操作が可能であることが利点であるが，アデノイド切除を同時に施行する場合は70°内視鏡で上咽頭を視認しながら施行したほうがより切除・止血操作の両方において確実な手技を行うことができる. 同時手術の有無によってデバイスを選択することにより，効率的な手術のセッティングが可能となる.

2．マイクロデブリッダーによるPITで使用するデバイス（図2）

内視鏡：0° Trans oral Approach

マイクロデブリッダー：40° Radenoid® blade または
12° Tonsillotomy blade
設定：600～800回転

ESSを施行している施設であれば，特に特別な機器を購入する必要もなく，術式の導入への敷居は低いと考えられる.

3．手術手順（図3～7）

① マイクロデブリッダーによるPITでは，先端が40°彎曲したRadenoid® bladeもしくは12°彎曲したTonsillotomy bladeを用いる.

② 切除を開始する部分に決まりはないが，一番突出している部分から始めるのがやりやすく，安全である. 口蓋垂が近いと，誤って切除してしまう可能性があるため，適宜ツッペルや口蓋弓鈎で保護したり，デブリッダーの刃先の向きを調節して口蓋垂を温存するように注意する（図3）.

③ 回転数は600～800回転／分程度に落として用いるのが安全に手術を施行するコツである. 扁桃組織にデブリッダーのブレードを軽く押し当てると，扁桃リンパ組織のみが被膜からはが

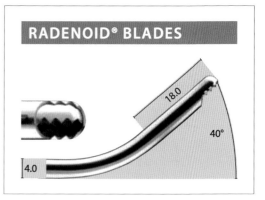

図2．マイクロデブリッダーによるPITで使用するデバイス．Radenoid® blade

れるように吸引される. この吸引されて浮いた扁桃組織のみを回転刃で切除する（図4）. 低回転にしておくと，扁桃リンパ組織のみが引きはがされるように切除され，一瞬のうちに被膜や筋層へ深く切除しすぎるということを避けられる. それより深部へ向けての操作は控えるべきである.

④ 過去の炎症によって被膜が瘢痕状になっている場合，被膜が不明瞭で露出してもすぐにはわかりにくい場合がある（図7-a）. さらに，マイクロデブリッダーを押し付けて吸引切除をすると，被膜が損傷される可能性がある. この場合，明らかな扁桃組織が消失したら切除をいったん中止して，止血操作を行い創面をよく観察する. 0°の硬性内視鏡を用いると，被膜との境界が極めて明瞭に観察可能である（図5）.

⑤ 上極などの扁桃組織が深く埋没している部分は，ハイマン鋭匙鉗子などで扁桃組織を引き出して切除を進めるが，目標は80～90％程度の切除であるから多少の扁桃組織が残っていてもあまり深追いする必要はない. 同様に，被膜がひだ状に扁桃内に入り込んでいる部分では被膜周辺から少量の出血が見られるので，出血が多くなってきたらそれ以上の深追いは行わない.

⑥ 出血はエピネフリン綿球による軽い圧迫で止血しない部分に対してはバイポーラ電気凝固を最小限行うが，扁桃被膜がバリアーになっていることから，被膜を透見して見える被膜外の

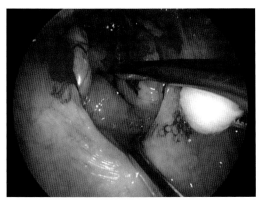

図 3. 切除開始

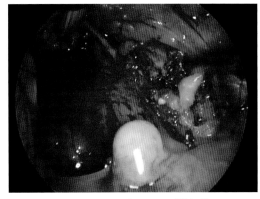

図 4. 吸引切除される扁桃組織

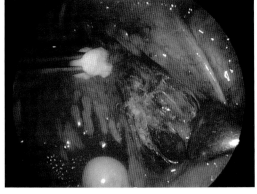

図 5. 明瞭な被膜

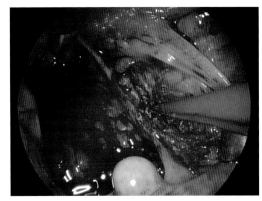

図 6. 最小限の電気凝固止血

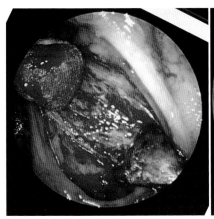

a. 瘢痕状の被膜

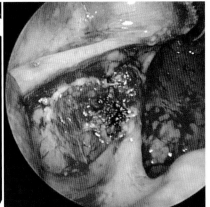

b. 被膜を透見して見える血管

図 7.

血管を焼灼する必要はない(図 7-b). 術後出血, 特に後期出血の原因には止血のための過剰なホットデバイス凝固による組織壊死が大きく影響することから, 必要最小限の凝固止血を心がける(図 6).

Tips & pittfalls

1) 扁桃組織を被膜上に多少残してもよい, というと術後出血が心配になるかもしれないが, 口蓋扁桃の血管床を解剖学的に観察すると被膜内の扁桃組織実質内の血管は, 被膜や被膜

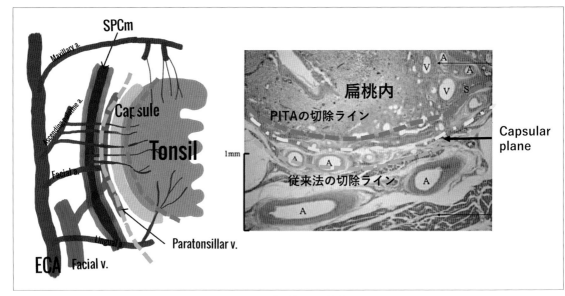

図 8. 口蓋扁桃の血管床
(Lee KD, et al：Diameter of Vessels Across the Tonsillar Capsule as an Anatomical Consideration for Tonsillectomy. Clim Anat, 21：33-37, 2008 より)

外組織の血管に比べて有意に細いことが知られている(図8). 実際に被膜ごと摘出する従来法よりもパワーデバイスによる PIT のほうが術後出血, 特に術後後期出血が起き難いというエビデンスが近年明らかとなってきている.

2）特に若手の医師に指導する際, どこまでが扁桃か深さがなかなかわかりづらいという声を聞くことがあるが, 扁桃実質を扁桃剝離子や口蓋弓鈎で押すと扁桃組織が被膜上で滑るように動くことがわかる. 被膜が近くなり, 扁桃実質がなくなってくると, 押しても動きがなくなってくるので, 切除の深さが推定可能である.

3）マイクロデブリッダーでは, ほぼ100％の扁桃実質切除も可能ではあるが, 目標は80〜90％程度の切除であるため, 被膜が一部でも出てきたらそれ以上無理に深追いをする必要はない.

余談だが, 当科では, アデノイド手術を同時に行う場合は, 扁桃摘出術が終了した時点で内視鏡モニターを患者の頭側へ移動させる. 口蓋垂が邪魔にならないように両鼻腔にネラトンチューブ（10〜14 Fr）を挿入し, 外鼻孔側に出た末端と口腔から出た末端を合わせてペアンで把持して固定

し, 口蓋垂を牽引する. 術者は患者の右側に立ち, 口側から70°内視鏡を挿入し, アデノイドを明視下におき, PIT で使用した40° Radenoid® blade をそのまま使用してアデノイドを切除している.

今後の課題と展望

マイクロデブリッダーによる PIT ではマイクロデブリッダーのブレードなどのディスポーザブル部分の医療コストがかかることが課題である. しかし, 従来法に比較して術中・術後の合併症を抑制し, 患児の早期回復および退院が見込めること, 致死的合併症ともなる術後出血率を減少させることができる手術法であるということを鑑みると, 総合的には入院期間の短縮や合併症に対する再入院・再手術, 投薬などを減らすことができるとも考えられ, こうした医療コスト削減に直結するものである.

まとめ

マイクロデブリッダーを用いた PIT は従来法に比較してより安全で合併症の少ない確実な手術法であり, 特に小児の OSA に対する扁桃摘出術の術式の一つとして, 今後本邦においても広く行われるべき手術法である.

文　献

1) Lawlor CM, Riley CA, Carter JM, et al：Association Between Age and Weight as Risk Factors for Complication After Tonsillectomy in Healthy Children. JAMA Otolaryngol Head Neck Surg, **144**(5)：399-405, 2018.

2) Koltai PJ, Solares CA, Mascha EJ, et al：Intracapsular partial tonsillectomy for tonsil hypertrophy in children. Laryngoscope, **112**：17-19, 2002.

3) Verma R：Soft tissue shavers in Adenotonsillectomy. Ind J Otol H N Surg spl issue-II：452-454, 2005.

4) Noda M, Shimada MD, Koshu R, et al：Efficacy of endoscopic powered intracapsular tonsillectomy and adenoidectomy for pediatric obstructive sleep apnea：A retrospective case-control study. Auris Nasus Larynx, **50**(3)：383-388, 2023.

5) Windfuhr JP, Savva K, Dahm JD, et al：Tonsillotomy：facts and fiction. Eur Arch Otorhinolaryngol, **272**：949-969, 2015.
   Summary　術後出血について検討したレビュー．PIT症例10,499例について検討したところ，術後出血率は全体で0.26%と低率であった．さらに，遺残扁桃組織の再増殖や術後の扁桃炎の頻度，再手術率については従来法と有意差がなかったと報告されている．

6) Zhang LY, Zhong L, Davis M, et al：Tonsillectomy or tonsillotomy? A systematic review for paediatric sleep-disordered breathing. Int J Pediatr Otorhinolaryngol, **103**：41-50, 2017.
   Summary　2017年のPITの術後成績について検討したレビュー．PITでは，術後の後期出血は従来法の79%減少($P<0.01$），普通食の摂取可能までの期間が2.8日に短縮し，術後の再入院を62%減少させた($P<0.01$）と報告されている．

7) Vicini C, Eesa M, Hendawy E, et al：Powered intracapsular tonsillotomy vs. conventional extracapsular tonsillectomy for pediatric OSA：A retrospective study about efficacy, complications and quarity of life. Int J Pediatr Otorhinolaryngol, **79**：1106-1110, 2015.
   Summary　3〜14歳児450例の口蓋扁桃手術について後方視的観察研究．術後出血率は従来法で6.8%であるのに対して，PITでは0.7%と低値であったことが報告されている．

8) Hultcrantz E, Ericsson E, Hemlin C, et al：Paradigm shift in Sweden from tonsillectomy to tonsillotomy for children with upper airway obstructive symptoms due to tonsillar hypertrophy. Eur Arch Otorhinolaryngol, **270**：2531-2536, 2013.

Monthly Book

ENT○NI
エントーニ

No. 270

好評増刊号

＜２０２２年５月増刊号＞

耳鼻咽喉科医が
知っておきたい
薬の知識
―私はこう使う―

■編集企画　櫻井大樹（山梨大学教授）
MB ENTONI No. 270（2022 年 5 月増刊号）
196 頁，定価 5,940 円（本体 5,400 円+税）

病態から診断、ガイドライン・診断基準に沿った適切な薬の
選び方、効果、禁忌や注意点などエキスパートによりわかり
やすく解説。日常診療のブラッシュアップに役立つ 1 冊です。

☆ CONTENTS ☆

全日本病院出版会　〒113-0033 東京都文京区本郷 3-16-4　Tel:03-5689-5989
www.zenniti.com　　　　　　　　　　　　　　　　　　Fax:03-5689-8030

MB ENT, 295：45-54, 2024

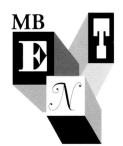

◆特集・扁桃手術の適応と新しい手技

パワーデバイスによる新しい扁桃手術 (3) BiZact™

岡村　純*

Abstract 扁桃摘出術に特化した新しいエナジーデバイスである BiZact™を使用した扁桃摘出術（BiZact™ tonsillectomy）は従来の手術方法と違い，手技が統一しやすく，専攻医の初回手術から使用が可能であり，従来の術式より手術の習得も早い．手術時間の短縮，術後疼痛の緩和，術後出血率の低下が期待される．具体的な tips and pitfalls とともに手術方法や当科で経験したデータを提示し解説する．

Key words 扁桃摘出術（tonsillectomy），バイザクト（BiZact™），術後出血（postoperative hemorrhage），ラーニングカーブ（learning curve）

はじめに

扁桃摘出術はすべての耳鼻咽喉科医師が経験するもっとも基本的な手術であり，cold device（メス，剪刀，剥離子）または hot device（電気メス，Bipolar）など様々な器械を使用して行われている．しかし，いずれの方法で施行しても術後出血および術後疼痛などの合併症は経験を積んでいても常に脳裏から離れず不安がつきまとう手術でもある．2010 年頃より頭頸部外科領域手術で数々のエナジーデバイスが普及し始め広く使用されるに至っており，扁桃摘出術に特化したベッセルシーリングシステムである BiZact™が本邦で 2021 年より発売開始された．BiZact™の登場により手術時間の短縮とともに扁桃摘出術の術後合併症の減少が期待されている．

本稿では当科における BiZact™による手技の単純化された扁桃摘出術（BiZact™ tonsillectomy）の手術手技を述べ，さらに術後合併症の変化や新人におけるラーニングカーブの変化につき報告する．

BiZact™の特徴

BiZact™の形状は図 1 のように LigaSure™Maryland に似たシャフトの長い構造となっており口腔内の操作に適した形状となっている．鉗子レバーを引くことで，先端が閉じ，同時に通電ボタンが押されシーリングが開始される．通電が完了したところで人差し指でハサミの部分を握りシーリングした組織を切断する点は LigaSure™Exact と同様である．先端部は少し上に反りがあるため，扁桃の被膜に沿って摘出しやすいのが特徴であるが，LigaSure™Maryland と違い回転はしない．先端が両開きで横に開くことが LigaSure™Maryland と大きく異なり扁桃摘出術に特化している点といえる．本体（ジェネレーター）としては Valleylab™ FT10 が必要である．

Bipolar が熱凝固と炭化（carbonization）による止血を行っていることに対して，BiZact™は熱による血管の組織癒合（coagulation & desiccation）による止血であり，低温で行われることが大きな特徴である．

* Okamura Jun，〒 430-8558 静岡県浜松市中央区住吉 2-12-12　聖隷浜松病院耳鼻咽喉科，部長

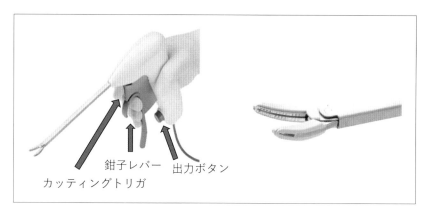

図 1.
BiZact™(Medtronic)の構造
先端は左右両側に開き，やや
上向きに反っている

BiZact™ tonsillectomy

1．手術手順

手術手技に関しては極力単純化して行うようにし，術者の手技をメンバー全員統一するようにしている．以下，BiZact™を使用した実際の手術の手順につき説明する．

開口器にて視野展開したのちに今までと同様にまず扁桃上極被膜を露出させることが重要であり，以降はBiZact™の先端の形状に合わせて組織を切離していくと手術が進みやすい．ただし，BiZact™は先端が単独で回転せず固定されているためいくつかコツが必要であり，当科ではその手技まで統一して手術を行っている．

右扁桃摘出では最初に左手でBiZact™，右手でドベーキー攝子を持つ．左手のBiZact™をなるべく左口角側に倒して斜めにした状態で口腔内へ挿入し，正中から外側に向かってほぼ水平に前口蓋弓粘膜をシーリングして上極の被膜を外側まで広く露出させる．粘膜切開もBiZact™で直接行っている(図2-a)．

右扁桃の上極被膜から外側被膜がみえたら，左右を持ちかえ，左手の攝子で扁桃を軽く外側に牽引しながら右手のBiZact™で扁桃外側に沿わせてシーリングしていく．BiZact™先端で扁桃外側の感触を確認しながら扁桃の前方と後方の粘膜全層を挟みながらシーリングを進める．この時BiZact™を手前に倒して口腔内に挿入している．BiZact™先端による剝離操作も不要である．最後に舌根部分をシーリングして摘出完了となる(図2-b)．

左扁桃摘出は先端のカーブと扁桃のカーブを一致させるために右扁桃摘出時の左右をそのまま逆にして行っている．BiZact™の操作はBipolarを使用した操作よりも単純であり，細かい動きを必要としないため左右の手を全く逆にしても特に難易度に差はない．

終始ドベーキー攝子とBiZact™のみで手術が完了し，それ以外に必要とする器械はない．

2．手術のコツ

BiZact™はピストル型をしており，これを扁桃外側に水平の向き，または舌根に向かって真っすぐの向きのどちらかにして使用する．咽頭後壁に向かって垂直に立てるようにして使用しない．垂直に立てて粘膜を引き寄せるようにシーリングを行うと不十分なシーリングとなる．常に先端のカーブが扁桃のカーブと一致するように使用する(図3-a)．

摘出後の止血は通常と同様に組織を挟んで止血する方法もあるが，薬指や小指を通電ボタンと鉗子レバーの間に挟んだままにしておくことで先端が少し開いた状態でシーリングすることが可能であり，多用している(図3-b)．

3．手術の注意点

理論上は術中出血量ゼロとなるBiZact™ tonsillectomyだが，実際は術中出血を認める．出血の原因は ① 被膜の損傷，② 先端閉鎖時の血管の損傷，③ 不十分なシーリング，である．

被膜損傷をもっとも起こす部位は上極であり，深い扁桃だったり扁桃の牽引が不十分だったりすると最大陰窩を上極と見誤って切り込んでいくことが多い．最初の水平に切開する部位が斜めに

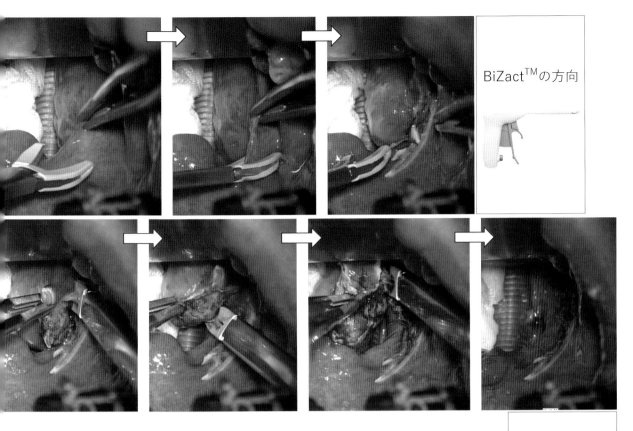

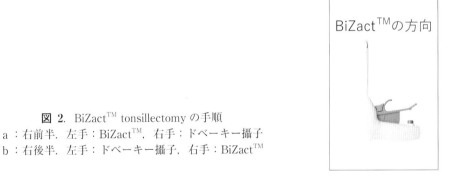

図 2. BiZact™ tonsillectomy の手順
a：右前半. 左手：BiZact™, 右手：ドベーキー攝子
b：右後半. 左手：ドベーキー攝子, 右手：BiZact™

なっていると切り込むことが多いため, できるだけ水平に切離していくようにしている（図4-a）.

BiZact™の先端は両側に広がるつくりになっているため, シーリング前の組織把持を行う時に血管を薙ぎ払うようにひっかけることで出血することがある（図4-b）. 先端を最大に開大した状態で組織を挟もうとすると起こることがあるため注意が必要である. 簡単に表現すると "ひっかくように組織を挟む" ことを避けるべきである.

組織を無理に挟んでしまった時もシーリングが不十分な部位から出血を認めることがある. できるだけ組織を引き寄せるような形ではなく, 自然

にはさむ形で把持してからシーリングすると出血を防ぐことができる. 簡単に表現すると "つまむように組織を挟む" ことを避けるべきである（図4-c）.

また, シーリング時の注意点としては, 牽引を強くしたまま行うとシーリングが完了する前に組織がちぎれることがあり, シーリング中は牽引を弱めたほうが確実である. また, 舌根部は止血が困難となることが多いのでシーリング後の組織切断は先端まで行わないよう, ハサミボタンは半分程度までにして2〜3回に分けてシーリングと切開を繰り返している.

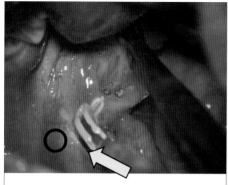

水平に使用する

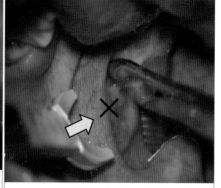

a / b

立てて使わない

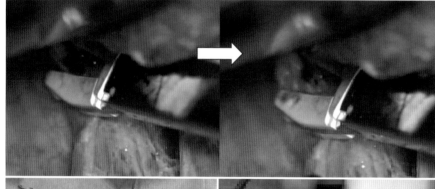

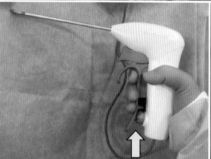

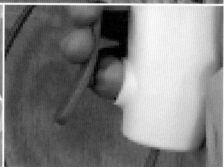

図 3.
a：BiZact™の挿入方法(左)．
BiZact™を右手で把持し内
側から水平に使用する．立
てて使用せず扁桃のカーブ
と先端のカーブを合わせる
ように使用する
b：BiZact™による止血方法．
小指を通電ボタンと鉗子レ
バーの間に挟んで先端が軽
く開いた状態でシーリング
する

摘出後の扁桃床に太い静脈が露出することがあるが後出血の原因となることがあるため，血管を複数ヶ所シーリングしている．

実際は以上のような術中出血があってもBiZact™で扁桃のカーブの感触がわかるために，それに先端のカーブを沿わせてシーリングを進めていくことで摘出自体は容易である．

BiZact™ tonsillectomy と Bipolar を用いた手術との比較

1．摘出後の扁桃床の比較

同一術者による従来のBipolarによる扁桃摘出術とBiZact™ tonsillectomyを比較すると，1回の切離の幅がBiZact™のほうが大きく手術時間の短縮を認める．また，摘出後の扁桃床を比べると熱損傷に明らかな違いを認める(図5-a)．

2．術後疼痛，食事摂取量，手術時間，術後出血頻度の比較

2021年11月28日〜2022年3月2日までに当科で行った扁桃摘出術(BiZact™ 15例，Bipolar 14例)を対象にして(図5-b)，① 食事摂取量と術後疼痛(numeric rating scale：NRS)，② 術後出血の有無，③ 摘出時間(手術ビデオから両側扁桃摘出時間を計測)を比較した．

疼痛スケール・食事摂取量の比較では(小児は痛みの評価が難しく，食事も病院食は食べていな

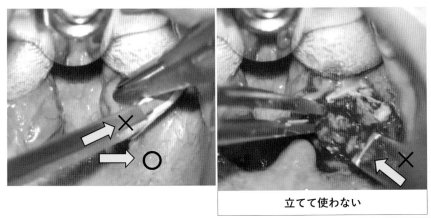

立てて使わない

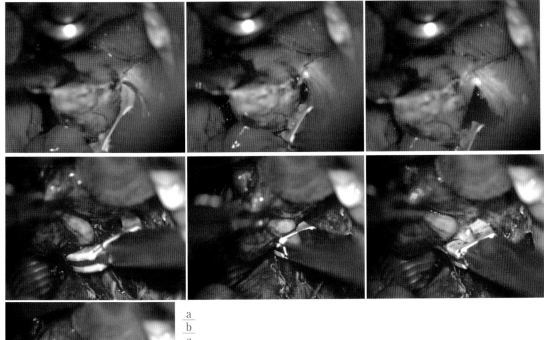

a
b
c

図 4.
注意すべき手術手技
a：被膜損傷．できるだけ上極部分は水平に切離して確実に被膜を確認する
b：血管損傷．組織を把持するときに薙ぎ払うような操作を控える
c：血管損傷．組織を把持するときにつまむような操作を控える

いことが多いので除外），BiZact™を使用した場合でも，疼痛の訴えはあることが多かったが，Bipolar と比較すると有意差はないものの全体的に低い結果であった（図5-c）．また，食事摂取量でみると，BiZact™使用群のほうが，明らかに良好であった（図5-c）．

術後出血の比較では症例数がまだ少ないものの Bipolar 群で 21％であったのに対して，BiZact™群では 7％であり，Bipolar 群で全麻止血および Bipolar による止血を必要としていた（図5-d）．

手術ビデオから計測した両側扁桃摘出時間は明らかに BiZact™のほうが短時間であった．また，専攻医 2 人の手術時間も症例を経験することにより短縮傾向にあり，専門医は 1 例目から摘出に難渋することはなかった（図6）．

以上の結果より，BiZact™ tonsillectomy は，①攝子と BiZact™のみで手術が短時間で終了する．② 創部への損傷が少ないため術後疼痛が軽減す

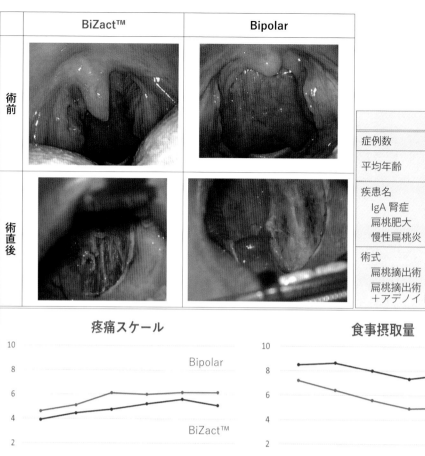

		BiZact™	Bipolar
症例数	全 29 例	15 例	14 例
平均年齢	25.34 歳 (3〜62)	31.13 歳 (10〜62)	19.14 歳 (3〜49)
疾患名			
IgA 腎症	10	5	5
扁桃肥大	6	2	4
慢性扁桃炎	13	8	5
術式			
扁桃摘出術	24	14	10
扁桃摘出術 ＋アデノイド切除術	5	1	4

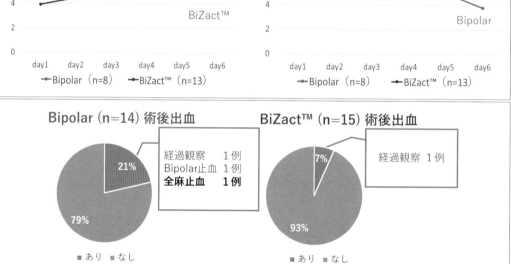

図 5. BiZact™ と Bipolar の比較

a：BiZact™ と Bipolar による摘出後の扁桃床の違い．Bipolar による扁桃摘出術のほうが熱損傷が目立つ
b：対象と内訳．2021 年 11 月 28 日〜2022 年 3 月 2 日までに行った扁桃摘出術
c：疼痛スケール・食事摂取量の比較(15 歳以下除外)
d：術後出血率の比較

る．③ 白苔付着の軽減により術後出血が抑えられる可能性がある．④ 手術手技が単純で統一しやすくラーニングカーブが早い，と考え，2022 年 4 月以降，扁桃摘出術全例で BiZact™ を使用している．

耳鼻咽喉科新人への指導とラーニングカーブ

1．実際の指導方法

扁桃摘出術はすべての耳鼻咽喉科医が最初に経

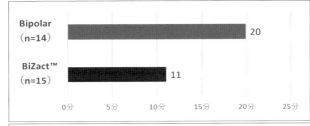

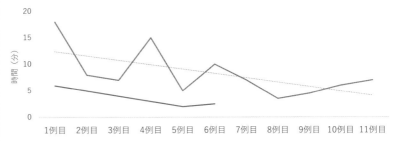

図 6.
ラーニングカーブの違い
　a：両側口蓋扁桃の平均摘出時間．有意にBiZact™を使用したほうが摘出時間が短かった
　b：耳鼻咽喉科専攻医3年目（2人）の右口蓋扁桃摘出時間の推移．徐々に摘出時間が短縮している
　c：耳鼻咽喉科専門医含むスタッフ（4人）の右口蓋扁桃摘出時間の推移．専門医は1例目から手術時間は短かく，操作に難渋することはなかった

凡例：専攻医B　専攻医C　専門医D　専門医E

験する手術だが，決して100%安全であると断言ができない手術でもある．そのため，確実な手術指導が必要であるが，口腔内の手術のため同一視野を共有しながらの専攻医への手術指導は難しいため，当科では全例顕微鏡を使用し全例録画しながら手術を施行している．すべてアーカイブして必ず初回手術前に予習してから手術に臨むよう指導し，初回手術は上級医がモニターを見ながら監視・指導し，一人で施行するようになった後も録画ビデオを上級医がチェックしてフィードバックしている．教わる上級医によってやり方が違うことはよくあることだが，BiZact™ tonsillectomyでは前述のように手技が単純で統一しやすいため，効率のよい教育が可能である．当科専攻医1年目は初回手術からBiZact™を使用し扁桃摘出術を行っている．統一した手技をまず完全に守らせて上級医の監視のもと手術指導をしている．

2．Bipolarとの比較

　BiZact™による扁桃摘出術を開始した専攻医1年目およびBipolarによる扁桃摘出術を開始した専攻医1年目の初回から10例目までの扁桃摘出術における右扁桃摘出時間，術後出血率をレトロスペクティブに比較した．

　どの専攻医も経験するに従って摘出時間は短縮傾向だったが，BiZact™症例では初回より10分を切っており，2.3分程度の増減でBipolarの2人と比べて手術時間が安定していた．平均摘出時間はBipolarで24分9秒，23分23秒と20分弱であるのに対しBiZact™では8分35秒であり明らかに手術時間は短かった（図7-a）．術後出血はBipolar，BiZact™で1例ずつあり，BiZact™症例は術後10日，全身麻酔下の止血術を行っていた（図7-b）．

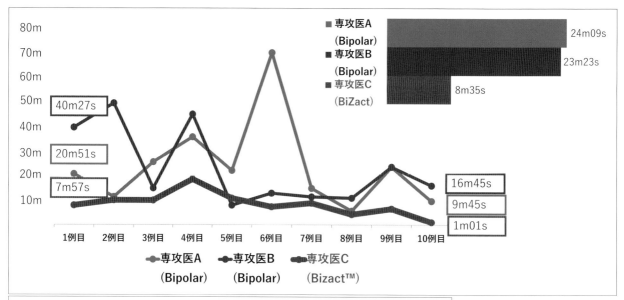

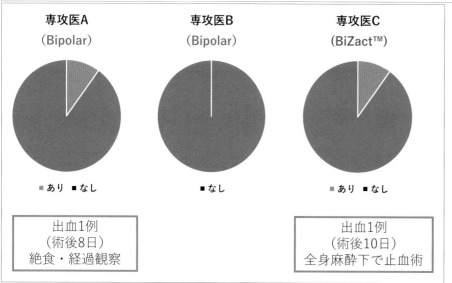

図 7.
専攻医間での比較
　a：専攻医1年目3人　BiZact[T]
　　Bipolar での右扁桃摘出時間
　　推移と平均時間．初回か
　　BiZact[TM]を使用した専攻医か
　　例目まで一貫して手術時間た
　　かった
　b：術後出血（n＝10）の内訳

3．BiZact[TM]のみ使用した新人

　さらに，専攻医 C が連続して行った BiZact[TM] tonsillectomy 50 例の右扁桃摘出時間をみると 10 例目以降で 5 分以内となり，40 例目以降は 3 分程度となった（図 8）．同時期にいた専攻医 2～3 年目および専門医と比較すると初回から 10 例目には摘出時間に差が目立たなくなった．

　以上より専攻医 1 年目の扁桃摘出術において初回から BiZact[TM]を使用することで単純化かつ統一された扁桃摘出術（BiZact[TM] tonsillectomy）を早く習得可能であると考えている．

BiZact[TM] tonsillectomy 今後の展開

　手術点数 7200 点（両側口蓋扁桃摘出術）に対して定価 48,000 円となっているため各施設での導入が遅れている．LigaSure[TM] Exact と異なり加算点数がなく，発売間もないため値引きがほとんどないことも病院でなかなか採用されない原因となっている．手術時間が短縮することでその他の手術が増え，これにより単価の高い鼻科手術などが増える，在院日数が短くなってベッドの回転率が上がる，など耳鼻咽喉科全体の戦略を提示して病院全体の利益になることを強調する必要がある．今後，手術点数において BiZact[TM]の加算が承

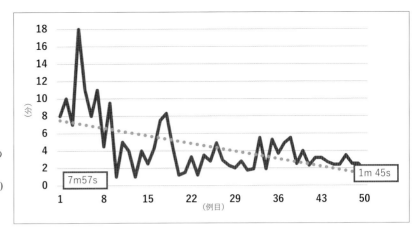

図 8.
専攻医 C が BiZact™で行った 50 例の
右扁桃摘出時間摘出時間
10 例目以降で 5 分程度に落ち着き，40
例目で 3 分程度となった

認されれば，BiZact™ tonsillectomy が急速に広がると思われるが，そのためには従来法と比べた時に専攻医の手術の早期習得やベッド回転率向上などの医療側のメリットではなく，患者側のメリットのエビデンスが必要である．すなわち，術後疼痛の軽減や術後出血頻度の低下など患者の安全性の向上を示すことが必要であるが，残念ながら本邦で大規模な比較試験や報告は未だない．

海外の報告では近年比較試験が報告されており，摘出時間[1~3]，出血量[2]，術後疼痛[2)3)]に関しては cold device と比べて有意に優れていると報告されているが，いずれも術後出血に関しては有意な差がなかった．BiZact™ tonsillectomy 1,717 例（小児 1,059 例，成人 658 例）の報告では 5.9%で術後出血を認めたが，そのうち手術室での止血を要した症例は出血例の 11.8%（12 例）のみで全体の 0.70%と非常に低い頻度であった[4]．しかしながら，その他の報告では，いずれも従来の報告と変わりのない術後出血の頻度であったことが報告されている[5~7]．

当科では Bipolar による扁桃摘出術 241 例（2020年 1 月～2022 年 3 月）では，術後出血による全麻下止血術は 12 例（5.0%）に認められたが，BiZact™ tonsillectomy 全 200 例（2022 年 4 月～2023 年 11月）においては全麻下止血症例 5 例（2.5%）と約半数であった．より詳細な解析が今後必要である．

まとめ

新しいエナジーデバイスである BiZact™を使用した扁桃摘出術（BiZact™ tonsillectomy）は，①非常に簡便な手術であり術中出血も少なく，手術時間の短縮が見込める．② 従来と比べて合併症である術後疼痛の軽減や術後出血率の低下が期待される．③ 手術手技を統一しやすく，耳鼻咽喉科専攻医や初めて手術を行う専攻医が従来よりも早期に習得することができる．以上のメリットがあると考える．

普及のためには，従来の術式と BiZact™ tonsillectomy の前向き比較試験が今後必要と考える．

参考文献
1) Besser G, Grasl S, Meyer EL, et al：A novel electrosurgical divider：performance in a self-controlled tonsillectomy study. Eur Arch Oto-rhinolaryngol, **279**(4)：2109-2115, 2022.
   Summary 48 人の口蓋扁桃摘出術症例が対象．片側を BiZact™で摘出し逆側をコントロールとして cold device で摘出し摘出時間，止血時間術後疼痛，術後出血を評価した．摘出時間と術中出血は BiZact™側で有意に良好な結果であったが，術後疼痛と術後出血の頻度に有意差は認めなかった．
2) Saleem M, Alamgir A, Jamila A, et al：Conventional cold steel and modern technique BiZact LigaSure for tonsillectomy：A comparative analysis. J Rawalpindi Med Coll, **26**：253-256, 2022.
3) Yıldırım YSS, Sakallıoglu O：Comparison of BiZact™ and bipolar tonsillectomy in pediatric patients. SAS J Med, **9**(9)：984-988, 2023.
4) Mao B, Woods CM, Athanasiadis T, et al：BiZact™ tonsillectomy：Predictive factors for post-tonsillectomy haemorrhage from a 1717

case series. Clin Otolaryngol, **48**(4) : 672–679, 2023. doi : 10.1111/coa.14068.

5) Dulku K, Toll E, Kwun J, et al : The learning curve of BiZact™ tonsillectomy. Int J Pediatr Otorhi, **158** : 111155, 2022.

6) Ni G, McAuliffe D, Sethi H, et al : A single cen-

ter retrospective comparison of post-tonsillectomy hemorrhage between BiZact and Coblator. Int J Pediatr Otorhi, **158** : 111165, 2022.

7) Krishnan G, et al : Tonsillectomy using the BiZact™ : A pilot study in 186 children and adults. Clin Otolaryngol, **44** : 392–396, 2019.

MB ENT, 295：55-60, 2024

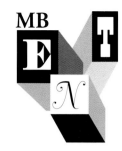

◆特集・扁桃手術の適応と新しい手技

外視鏡を用いた扁桃手術

八木正夫*

Abstract　外視鏡は 3D で高精細な画像が得られるビデオカメラを備え，モニターの映像を見ながら手術（ヘッドアップサージェリー）を行う手術支援機器である．外視鏡は，顕微鏡と内視鏡を融合したような機器とも捉えることができ，顕微鏡レベルの拡大視野を得られ，内視鏡のように観察の視軸の角度に自由度が高く，顕微鏡よりも鏡体が小さいため操作性が高い．裸眼で行うことが一般的である口蓋扁桃摘出術（以下，扁摘）においても，外視鏡により一定した姿勢で行う高精細なモニター下手術は，血管や被膜などの構造の視認性を向上させ，安全性や確実性の向上につながる可能性がある．外視鏡 ORBEYE® は鏡体が小さく焦点距離も比較的長くとれることから，手術器具との干渉も少ない．扁摘は経口的な手術であるため術野が狭く，術者と指導医，メディカルスタッフとの情報共有が容易でないが，外視鏡は，拡大した視野の画面共有により詳細に手術の進行が把握でき，術者教育やチーム医療，鮮明な手術記録などに役立つものと考える．

Key words　口蓋扁桃摘出術（tonsillectomy），外視鏡（exoscope），ヘッドアップサージェリー（heads-up surgery），狭帯域光観察（narrow band imaging：NBI），手術教育（surgical education）

外視鏡を用いる扁桃手術とその背景

　外視鏡は，3D で高精細な画像が得られるビデオカメラを備え，捉えた術野を 3D でモニターに映像化する機器である．外視鏡は，顕微鏡と内視鏡を融合したような機器と捉えることもできる．外視鏡の特徴は，顕微鏡レベルの拡大視野を得られること，一般に鏡体が顕微鏡よりも小さいこと，観察の視軸の角度に自由度が高いことから術者や助手の姿勢の制限が少ないこと，モニターを見て行うヘッドアップサージェリーであることなどである．顕微鏡の代わりとして脳外科手術や耳科手術などで使用が拡大しているが，裸眼で行っている手術への応用はまだ限られている．しかし，外視鏡により一定した姿勢で行う高精細なモニター下手術は，安全性や確実性の向上につながる可能性がある．

　口蓋扁桃摘出術（以下，扁摘）は単独の術者が裸眼で行うことが一般的であり，経口的な手術であるため術野が狭く，術者と指導医との術野の共有が容易でない．そのため，扁摘の手技は独自に発展させながら習得することが多いのではないかと考える．また，メディカルスタッフは手術の行程がほとんど見えず，進行を確認することが困難である．扁摘に外視鏡を使用し，拡大した視野を画面共有することで，これらの問題は解決可能と考える．つまり術者教育，チーム医療の観点への影響は非常に大きい．

　我々の施設では，2021 年 4 月に外視鏡 ORBEYE®（OLYMPUS）を導入し，それ以降ほとんどの扁摘に ORBEYE® を用いており，本稿では主に外視鏡として ORBEYE® を用いた場合のセッティングやその有用性について述べる．

顕微鏡／内視鏡／外視鏡を用いた扁摘

　扁摘に顕微鏡あるいは内視鏡を用いた場合の有

＊ Yagi Masao，〒 530-1010 大阪府枚方市新町 2-5-1　関西医科大学耳鼻咽喉科・頭頸部外科，准教授

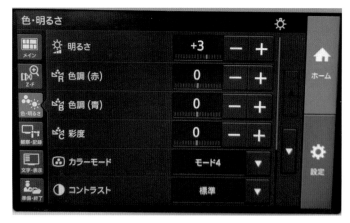

図 1.
ORBEYE® の色・明るさ調節画面
明るさを＋3 程度にすると裸眼に近い印象
があり，デフォルトとしている．色調や彩
度の調整も可能である

用性については，以下のような報告があり[1~4]，主に術野の拡大視と指導医との画面共有が挙げられている．20 年以上前に顕微鏡を用いた扁摘の報告があり[1]，その後，本邦でもその有用性を示唆する報告は散見される[2)3)]．いずれも教育的な意義が大きいことが記載されている．内視鏡を使用した扁摘の報告もあり[4]，同様に拡大視することのメリットと教育的意義に言及している．経験の浅い専攻医などが行うことが多い扁摘は，術者と指導医との術野の共有が有効なことは間違いない．また，扁摘の被膜に沿った剝離操作や栄養血管の処理については拡大視することの有用性が高いと考える．それにもかかわらず顕微鏡や内視鏡などの機器の導入を阻んでいる理由は，主にセッティングの煩雑さと手術機器との干渉ではないかと思われる．外視鏡はこれらの要因を完全には排除できないかもしれないが，外視鏡は顕微鏡よりも鏡体がコンパクトで，内視鏡よりも機器の干渉が少なく固定機器なしで両手操作が可能な点など，両方の利点を残したまま欠点を補う面があり，扁摘への導入のハードルを下げると考える．

3D 外視鏡を使用した扁摘の報告は使用経験[5~7]に留まるが，拡大視することによる正確性の向上のみでなく，術者が動作を遮られたり，姿勢を変えられたりすることなく指導を受けられることなど，教育上の有用性が高いことが記載されている．また，口蓋扁桃下極の処理をコブレーターで行う際に視認性が向上すると報告されている[6]．

外視鏡 ORBEYE® のセッティング

一般的な顕微鏡よりもコンパクトであるため移動の労力が少なく，ドレーピングも非常に簡単で一度指導すれば再現できる．扁摘であればモニターは一つで問題なく，本体とモニターの接続を含めたセッティングについては特に訓練は不要で，数分を要するのみである．モニターに映し出される術野所見は肉眼下での観察と比べると色調や色温度などがやや異なる印象があり，また暗く感じる場合もあるが，裸眼の観察と色調が近くなるように調整できるため（図 1），あらかじめ設定しておくとよい．

レイアウトの一例を図 2，3 に示す．手術室の広さなどによるところがあるが，図 2，3 のように術者の対角にモニターを配置する形が普段の裸眼で行う術野と方向性が近いことから違和感が少ない．モニターを近づけたい場合は麻酔器の対側の手術台近くに位置するのがよいと考える．モニターの位置は術者の眼の高さと同じ高さに置くほうがよく，できるだけ画面に正対して見るようにする．ORBEYE® 本体の位置は術者の左右どちらからでもよいが，アームが邪魔にならず，視野方向に機器が干渉しないようにするためには，左に位置するほうがよいと思われる．

ORBEYE® ではオートフォーカス機能が優れており，鏡頭を移動させてもフォーカスを合わせる操作がほとんどいらないためストレスが少ない．オートフォーカス機能を使って細かく術野を変えて行うのがよいが，画面の中心に術野を合わない

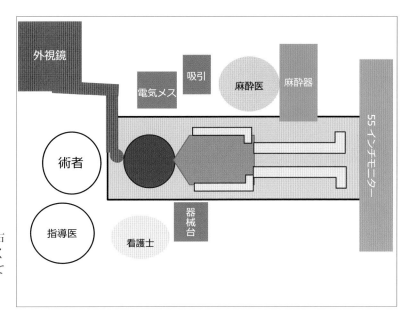

図 2.
レイアウトの一例
外視鏡は術者の左側，看護師は右から介助を行う．モニターは近くする場合はベッドの右側においてもよい

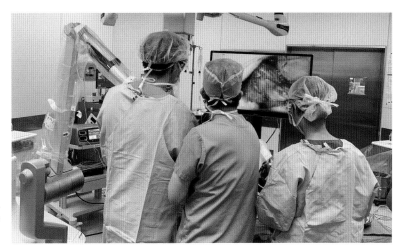

図 3.
手術室の様子
図 2 に示したように左に ORB-EYE® が位置し，ヘッドアップで扁摘を行っている

とフォーカスがずれやすい．片側ごとにフォーカスを固定して行うとフォーカスを合わせる手間が少なくなる場合がある．フォーカスは手元でも，フットスイッチのいずれでも行える．3D メガネを装着してモニターを見ながら手術を行うが，3D メガネをつけていても裸眼で観察することが可能である．ORBEYE® は浅い部分ほど深度がわかりにくい傾向があるが，経口的な手術である扁摘は，切開の場面ですでにある程度の深さがあるため，終始外視鏡下にモニターを見ながら手術することに問題はないと思われ，最初からできるだけモニターを見ながらのヘッドアップサージェリーを行うほうが早く慣れると考える．

外視鏡導入による利点

1．高精細な術野

　口蓋扁桃に分布する血管は，被膜全域に均等に分布するため[8]，鈍的・鋭的のどちらの剥離を行う際にも出血は避けられない．そのため，バイポーラなど Hot device を切開の最初から最後まで用いる術者もいるが，被膜を確認するうえでは，鈍的・鋭的剥離は欠かせない．拡大視することでこの被膜と筋層との違いが視認しやすくなり（図 4），また被膜を貫通する血管や毛細血管網も確認しやすくなる（図 5）．牽引が強いと拡大視しても血管腔が潰れて確認できないことがあるが，

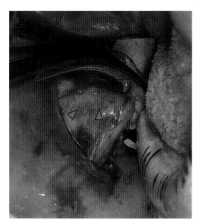

図 4. 扁桃被膜（矢尻）が非常に
わかりやすい

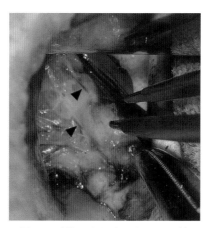

図 5. 扁桃に流入する小さな血管
（矢尻）も視認しやすい

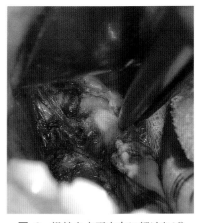

図 6. 視軸を水平方向に傾ければ
扁桃下極の視野を十分確保で
きる．バイポーラで焼灼して
いる部位は口蓋扁桃の下端の
やや頭側である

牽引を緩めたりすることで確認しやすくなる．ま
た，血管損傷により出血した場合でも出血部位を
確認しやすくなる．下極をのぞき込むことなく
ヘッドアップのまま視認できる（図6）．指導医が
画面を見ながら直接血管の位置や切除が深くなり
すぎていることを指摘しやすく，術者を交代せず
に的確に止血や剝離操作を指示しやすくなるた
め，術者だけでなく指導医にとっても安心感があ
る．

2．人間工学的観点

扁摘はそれほど手術時間が長くなく，若手の医
師が行うことが多い手術であり，作業に起因する
筋，神経，関節などの損傷を生じる work-related
musculoskeletal disorders（WRMSDs）を懸念する
ほどのことはないかもしれない．しかし，のぞき
込む姿勢などが少なからずあり頸部，肩関節，腰
部への負担は多少なりともある．ORBEYE®や
Vitom3D®などの外視鏡は鏡頭部分がコンパクト
であり，視軸を自由に調節できることから，視軸
を変更する際には鏡頭のみ動かせばよいため，術
者の体位が一定にできる．これにより WRMSDs
を減らせる可能性がある．血管吻合や脊椎手術の
ような手術時間がそこまで長くないものでも，通
常の顕微鏡手術に比べて外視鏡手術は人間工学的
に優れているとの結果があり[9)10)]，扁摘において
も術者の負担軽減につながる可能性がある[5)7)]．

3．外視鏡の操作性，視認性と共有性（録画を含めて）

ORBEYE®は顕微鏡部に内蔵された照明レンズ
からの照射は，LEDヘッドライトと比べて暗くは
なく，またその焦点距離は220～550 mmと幅広い
ため，裸眼手術時の術者の顔の位置くらいに鏡体
を置いても観察可能である．ORBEYE®では観察
位置や観察方向の変更は，鏡体にあるスコープス
イッチを押せば各アームの関節が解除されるため
自由に移動できる．無影灯に備え付けのビデオカ
メラや頭につけるようなカメラと比べ，格段に高
画質で術者の視点が投影されるメリットは大き
い．外視鏡の3D画像を再生するには，3D用の再
生機器とモニターが必要で，録画容量も非常に大
きいため実際的ではないが，2Dでの保存であっ
ても4K画像で再生すると驚くほど高精彩であ
り，術者の技量もよくわかる．上級医が行った扁
摘を見ておくことで，手術の手順からトラブル
シューティングまで確認することができるため，
手術の安全性の向上に寄与する可能性がある．ま
た，術者自身が手術を振り返ってみる場合にも術
者がたどった軌跡がそのまま再生されるため，手
技向上にも寄与すると考える．前口蓋弓を牽引す
る役割を助手が行う場合など，モニターを見なが
ら操作できるため術者の邪魔にならず行うことが
でき，扁摘以外の中咽頭手術などではより外視鏡

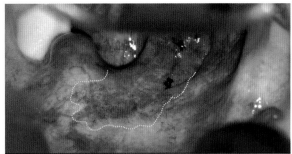
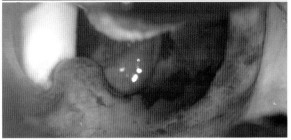

図 7. a は狭帯域光観察（narrow band imaging：NBI）での観察で黄色点線の中に brownish area があり，B1 血管がみられるが，b のルゴール染色の不染帯と一致している

の使用による助手の役割が大きくなる可能性がある．中咽頭癌に対して外視鏡 Vitom3D® を用いた報告があり，10 例全例が切除断端陰性との結果であり，手術の流れをメディカルスタッフと共有できることの利点を述べている[11]．実際，当科の扁摘についた手術室看護師たちの評判はよく，「どのように器具を使用しているのかわかった」「手術の進行が把握できる」などの肯定的な意見が聞かれた．また，外視鏡の使用により顕微鏡手術よりもラーニングカーブが短縮する可能性についても他の領域で報告がある[12)13]．扁摘における外視鏡を使用した場合のラーニングカーブに関する報告はなく，裸眼で行う手術との比較検討が必要であるが，その短縮が期待される．指導医としては術野をのぞき込むことなく，画面で確認できることで指導しやすく，安全性の向上につながる可能性がある．つまり，術者の教育への貢献度は非常に高いと考える．

4．特殊光（narrow band imaging：NBI など）の使用

本稿は主に良性疾患に対する扁摘をターゲットとしているため詳細は差し控えるが，外視鏡の中でも ORBEYE® は特殊光を発することが可能であり，悪性疾患に対する中咽頭手術においては狭帯域光観察（narrow band imaging：NBI）を使用できる利点がある．実際にルゴール染色の不染帯と日本食道学会の食道表在癌の拡大内視鏡分類[14]における B1 血管の部位と一致する（図7）．前述したように扁桃被膜と筋層との境界も拡大視することでわかりやすくなり，粘膜面の変化もとらえやすいことから悪性病変に対する手術にも応用可能と考える[15]．

欠　点

外視鏡の欠点はその導入コストであろう．現在のところ外視鏡の使用による手術加算はない．拡大視できる機器として内視鏡よりは導入コストがかかるが，ハイエンドの手術用顕微鏡と比較すれば ORBEYE® であれば下回る．また，ロボット手術ほどの導入・ランニングコストはかからない．機器との干渉については右効きの場合に左口蓋扁桃を摘出する際には視軸と機器の方向が重なることが増え，鏡体を動かす手間が増える．しかし，慣れればそれほど気にならないと思われる．また，ORBEYE® であれば焦点距離が比較的長いために術者の顔の横ぐらいに鏡体を置いて行えば機器との干渉はほどんど生じない．エナジーデバイスを同時に用いる場合など消費電力が大きくなるためブレーカーが落ちたことがある．同じコンセントから電源を取らないなどの注意が必要である．直線的な視軸しか取れないという点で内視鏡やロボット手術に劣るが，ORBEYE® では視軸の自由度が高く簡単に変更できるため，扁摘については問題にはならない．扁摘について外視鏡を用いた有用性の報告が未だ少ないため，有効性を検証する研究が待たれるが，導入による教育などのメリットは上記した外視鏡の欠点を上回ると考える．3D メガネを使用して画面を見ることで目の負担についても留意が必要であるが，外視鏡の使用による眼精疲労は顕微鏡と比して軽いとの報告もある[10]．

まとめ

　外視鏡を扁摘に用いることで，拡大した視野から得られる被膜や血管など視認性向上は安全な手術につながる可能性がある．また，無理な姿勢なく行うことで術者の負担軽減につながる可能性がある．術者の視点を共有することで術者教育だけでなく，チーム全体の情報共有につながることから，手術の安全性向上にもつながる可能性がある．外視鏡 ORBEYE® は鏡体が小さく焦点距離も比較的長くとれることから，手術器具との干渉も少なくセッティングも容易である．

参考文献

1) Kujawski O, Dulguerov P, Gysin C, et al：Microscopic tonsillectomy：a double-blind randomized trial. Otolaryngol Head Neck Surg, **117**：641-647, 1997.
　Summary　顕微鏡による扁摘と肉眼での扁摘を比較しているが，術中出血や術後疼痛などは有意に顕微鏡による群のほうが少ない結果であったが，指導のうえでの有用性が高かったためと結論している．
2) 日高浩史：研修ノート　手術用顕微鏡を用いた口蓋扁桃摘出術とその応用．耳鼻臨床, **108**：416-417, 2015.
　Summary　口蓋扁桃摘出術の手順から記載されており，顕微鏡による術野の共有性や指導のしやすさ，ならびに動画記録の有用性について述べており，初心者から指導医まで一読の価値が大きい．
3) 藤原啓次，河野正充，小上真史ほか：手術用顕微鏡下に行うコブレーション口蓋扁桃摘出術．日耳鼻会報, **114**：924-927, 2011.
4) Nakaya M, Kimura Y, Onuki Y, et al：Endoscopic-assisted tonsillectomy. Laryngoscope, **123**：360-361, 2013.
5) Festa BM, Zuppardo J, Costantino A, et al：High-difinition 3D exoscope-assisted tonsillectomy. Am J Otolaryngol, **44**：103674, 2023.
　Summary　Vitom3D® を用いて習慣性扁桃炎の1例に扁摘を行った報告で，左を指導医が，右をレジデントがそれぞれ電気メスで行った様

子を豊富なレイアウト写真および術野の写真で紹介している．
6) Murakami D, Hijiya M, Iyo T, et al：Improvement of surgical view and working space at the lower pole by three-dimensional exoscope-assisted coblation tonsillectomy：a case series. Meditina(Kaunas), **59**：259, 2023.
　Summary　ORBEYE® とコブレーターを用いて3例の扁摘を行った報告で，高精細な画面でワーキングスペースを確保しながら施行でき，特にコブレーターでの下極の処理に有用であったと記載している．
7) 金子賢一，吉見龍二，渡邊　毅：フルハイビジョン外視鏡システムを用いた口蓋扁桃摘出術．耳鼻臨床, **110**：800-801, 2017.
8) 山本祐三：扁桃の血管．日耳鼻会報, **94**：876-879, 1991.
9) Lin H, Chen F, Lin T, et al：Beyond magnification and illumination：ergonomics with a 3D horoscope in lumbar spine microsurgery to reduce musculoskeletal injuries. Orthop Surg, **15**：1556-1563, 2023.
10) Wang T, Norasi H, Nguyen MD, et al：Intraoperative ergonomic assessment of exoscopes versus conventional DIEP flap. J Reconstr Microsurg, **39**：453-461, 2023.
11) Crosetti E, Arrigoni G, Manca A, et al：3D Exoscopic surgery(3Des)for transoral oropharyngectomy. Front Oncol, **10**：16, 2020.
　Summary　10例の早期中咽頭癌に対して外視鏡 Vitom3D® を用いて手術を行い，精彩な視野が得られ正確な手術が可能であり，全例合併症なく切除断端陰性を確保できたことを報告している．
12) Calloni T, Roumy LG, Cinalli MA, et al：Exoscope as a teaching tool：A narroative review of the literature. Front Surg, **9**：878293, 2022.
13) Ichikawa Y, Tobita M, Takahashi R, et al：Learining Curve and Ergonomics associated with the 3D-monitor-assisted microsurgery using a digital microscope. J Plast Reconstr Surg, **2**(1)：1-8, 2023. http://doi.org/10.53045/jprs.2021-0026
14) 石原　立，飯石浩康：表在食道癌の拡大内視鏡診断―日本食道学会分類に則った血管構造の読み方―．Gastroenterol Endosc, **56**：3818-3826, 2014.

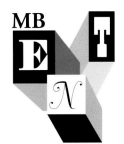

◆特集・扁桃手術の適応と新しい手技

気をつけたい扁桃手術の合併症

大堀純一郎*

Abstract 口蓋扁桃摘出術は，耳鼻咽喉科・頭頸部外科医として初めて執刀する手術の一つであり，多くの患者に対して行われる一般的な手術である．執刀医にとって術中・術後の副損傷，合併症はさけては通れないものであり，重篤な場合には生命にかかわることもある．そのため，細心の注意を払って人為的な合併症を起こさないようにすることが肝要である．人為的でない合併症は手術を行う限りその危険性を無にすることはできないが，術前の十分な説明と同意，合併症が起きた時の対策を立てておくことで，患者の信頼と安全を確保することができる．口蓋扁桃摘出術の術中，術後に起こりやすい合併症について概説した．事前に起こり得る合併症を予測し，その対策を立てることで合併症をできる限り少なくすることが重要である．

Key words 口蓋扁桃摘出術（tonsillectomy），合併症（complication），疼痛管理（pain control），術後出血（post-tonsillectomy hemorrage）

はじめに

扁桃とは咽頭に存在するリンパ組織である．咽頭扁桃，口蓋扁桃，耳管扁桃，舌扁桃にてワルダイエル輪と呼ばれるリンパ組織の輪を形成する．これらの扁桃は病原体の侵入門戸である鼻，口の奥に存在し，呼吸器や消化器に入る異物や病原体を防ぐ役割を果たすが，時には自らが感染や炎症，肥大して閉塞の原因となることもある．

扁桃手術とは扁桃を切除する手術である．咽頭扁桃（アデノイド）にはアデノイド切除術（adenoidectomy），口蓋扁桃には口蓋扁桃切除術（tonsillotomy），口蓋扁桃摘出術（tonsillectomy），舌扁桃には舌扁桃摘出術（lingual tonsillectomy）が挙げられる．いずれも感染症を繰り返す場合や，腫大により閉塞性無呼吸をきたす場合に手術適応となる．本稿では主に口蓋扁桃摘出術に対する合併症とその対策について述べる．

口蓋扁桃摘出術

現在，口蓋扁桃摘出術（以下，扁摘）には様々な方法，デバイスが用いられている．本稿においては扁摘を以下の2つに分けて主に取り扱うこととする．

1．被膜外扁桃摘出術（extracapsular tonsillectomy）

従来から行われている扁摘で扁桃被膜外での剝離を行い，口蓋扁桃を被膜ごと摘出するものである．そのデバイスにはメスやハサミなど「Cold」と呼ばれる（凝固装置を用いずに手術する）方法や，各種凝固装置（電気メス，バイポーラ，コブレーター™，BiZact™ など）を用いた「Hot」と呼ばれる方法がある．

2．被膜内扁桃摘出術（intracapsular tonsillectomy）

マイクロデブリッダー，コブレーター™などの

---

* Ohori Junichiro，〒 890-8544 鹿児島県鹿児島市桜ヶ丘 8-35-1　鹿児島大学大学院医歯学総合研究科
耳鼻咽喉科・頭頸部外科学分野，准教授

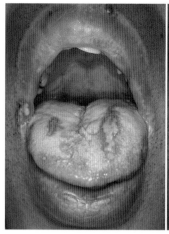
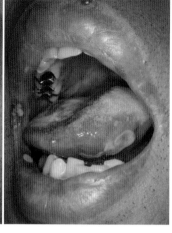

図 1.
開口器による口内炎

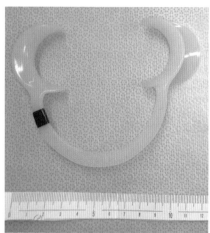
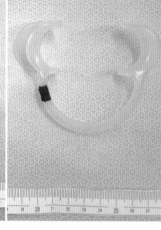

a | b

図 2.
アングルワイダー
　a：大人用
　b：子ども用

デバイスを用いて扁桃の被膜を温存して扁桃組織を減量する方法である．小児の睡眠時無呼吸の適応に対して行われることが多い．

口蓋扁桃摘出術の合併症

1．口内炎・口角炎

扁摘では口腔を機械的に開放し，口腔内で器具を使用する．この操作の結果，術後に口内炎，口角炎が発生する可能性がある．図1は当科で経験した扁摘後の口内炎である．開口器のブレードと歯牙の間に舌が挟まれることによる口内炎と考えられる．これは，患者の苦痛を引き起こし，正常な食事の再開を遅らせる．England ら[1]は無作為に選ばれた60人の患者について，術後の口角炎の発生頻度を検討した．その結果の口角炎の発生確率は直接的に電気メス止血法の使用と関連していることを報告している．さらに，手術の困難さも

関連する可能性も示した．扁摘は耳鼻咽喉科医として初めて執刀する手術でもあり，手術に集中するあまりに視野が狭くなり，創部とは関係ない粘膜への機械的刺激や，深部結紮の糸が原因となって手術部位と関係ない部位に傷をつけやすい．丁寧な手術操作により回避可能な合併症であるが，当科では口角炎予防目的に図2のようなアングルワイダーを使用して口角炎の予防に努めている．

2．歯牙損傷

歯牙損傷は開口器による合併症となることが多い．成人症例では開口器があたる上顎の歯牙，開口器のブレードに接触しがちな下顎大臼歯などに注意が必要である．成人や高齢者では術前から動揺のある歯牙は特に注意が必要である．また，小児では乳歯が永久歯に生え変わる年齢に手術を行うことも多く，術中に歯牙が抜けると，異物として歯牙の探索に時間を要してしまうこともあるた

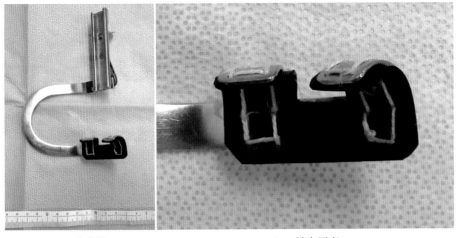

a．全体像　　　　　　　　　　　b．拡大写真

図 3. 歯列にあたる部位にゴムがついている開口器

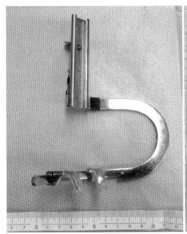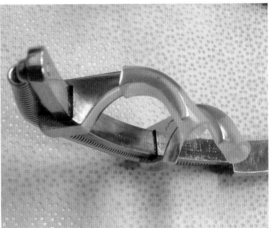

a．全体像　　　　　　　　　　　b．拡大写真

図 4. 上顎にかける金属部分にシリコンのチューブが被覆されている開口器

め動揺歯の抜歯も考慮すべきである．当科では歯牙損傷を与えないように図3のように歯列にあたる部位にゴムがついている開口器を採用している．歯列が開口器に合わない場合には，図4のような開口器を使用するが，上顎にかける金属部分をシリコンのチューブで被覆することにより歯牙損傷予防に努めている．

3．音声障害

扁摘の適応の一つに扁桃肥大による音声障害がある．音声障害のみで扁摘を行う症例は経験しないが，小児睡眠時無呼吸で扁摘の適応となった患児の扁摘後の声質の変化はよく経験するものである．小児のアデノイド切除および扁摘後の音声についてのメタアナリシス[2]では，小児の術後1か月において，音声の改善がみられたが，術後3か月では音声の変化はみられなかったと報告されている．

過去には歌手に対する扁摘後に音声障害をきたした症例が報告されており，従来から声を使う職業の人に対して扁摘を行わないほうが安全であるという考えがある．音声障害の発生要因としては，共鳴空間の変化，手術による瘢痕形成，口蓋弓の運動性変化などが考えられる．これらの要因は，手術前後で異なり，また患者や手術技術によっても影響を受ける．堀口[3]は，扁摘前後の音声検査を行い，扁摘は音声に必ずしも悪影響を与えるのみではなく，よい影響を与えることも少なくないとの結果を得て，正しい適応と熟達した手技にて扁摘を行う場合において，発声機構に対す

る悪影響は稀であると主張している．また堀[4]は，扁摘前後の音声変化についてフォルマントを指標に検討し，術後のフォルマント周波数は，術前に戻る傾向があり，手術で変化した声道形態が術後に代償されると推察しながら，一方で，言語学者による術前後の聴覚的評価にて聴覚上の変化を指摘されたことから音声学的な変化は完全には無視できないとしている．Burckardt ら[5]は30人の歌手の前向き研究を行い，標準的な音響パラメータや空気力学パラメータで測定した場合，扁摘は成人歌手の喉頭発声に影響を与えないと結論づけている．

4．味覚障害

扁摘の術後に味覚障害が発生する可能性がある．本手術による味覚障害の原因として手術操作による舌咽神経舌枝の直接的障害や開口器のブレードによる圧迫が挙げられる．舌先部のしびれを伴う場合は，舌の圧迫による鼓索神経の障害をきたすこともある．Kim ら[6]は，扁摘後の味覚障害の発生率とその予後について調査している．扁摘を受けた223人の患者を対象に，術前，術後2週間，術後6か月の時点でアンケート調査が行われた．その結果，術後2週間で27％（60人），術後6か月で7％（15人）の患者が味覚障害を報告した．また，味覚障害は金属味や苦味として感じられることが多く，特に大人の患者に顕著であることが示された．Kitaya ら[7]は，318人の患者を対象に扁摘後の味覚障害の危険因子を調査した．その結果，10.4％（33人）の患者が術後3か月後，2.2％（7人）の患者が術後6か月後に味覚障害をきたしたと報告した．また，女性や60歳未満の患者では味覚障害の発生率が有意に高かったことを報告した．

これらの研究から，扁摘後の味覚障害は比較的一般的な合併症であるといえる．その予後は良好で，味覚障害は一時的なものであることが多く，時間とともに改善する傾向がある合併症といえる．手術操作による舌咽神経舌枝の障害は被膜に沿った摘出では起こり得ないため，明視下の被膜に沿った摘出は必須であるが，術前に味覚障害を起こす可能性についての説明をするべきである．

5．術後疼痛

術後疼痛は扁摘後によくみられる．痛みは2週間程度持続することが多いとされる．耳痛も扁摘後に起こる症状であり舌咽神経を介した関連痛である．咽頭痛により経口水分摂取や食事量の減少の原因となる．Gerbershagen ら[8]は179件の外科手術を受けたグループ間での術後1日目の疼痛をNumerical Rating Scale（NRS）を用いて前向きに検討している．その結果，虫垂切除，痔核切除術や扁摘などの比較的小規模な手術でかなりの痛みを伴っていると報告し，小規模手術に疼痛が強い原因として，十分な鎮痛剤が投与されないことが原因と考察している．この論文の扁摘の術後疼痛はNRS中央値が6.0であるのに対して，鼻の内視鏡手術や中耳・内耳手術ではNRS中央値3.0であり，主な耳鼻咽喉科の手術の中でも扁摘は術後疼痛の強い手術であることがわかる．

1）術後疼痛の管理法

扁摘に対する疼痛のコントロールに対して標準治療が決められているわけではない．小児の扁摘後の疼痛管理に関しては，AAO-HNS のガイドライン[9]に次のような記載がある．① 手術前から患者および介助者に対して疼痛管理の教育を行う．② 扁摘の術中にデキサメタゾンを単回静脈投与する．③ 術後鎮痛剤はイブプロフェン，アセトアミノフェンまたはその両方を推奨する．① については術前から術後の痛みやその対処法について十分な情報提供を行い，術後にも容易に疼痛に対処することにより疼痛を減弱できるとされている．② については，デキサメタゾンの術中単回使用により術後の炎症と疼痛を減弱するとともに，術後の吐き気や嘔吐を抑えることにより術後の経過を改善させるとされている．AAO-HNS ガイドラインは，日帰り外来手術を主な対象としており，入院管理による対応とは具体的な方法には差があると思われる．実際に当科では，扁摘後の疼痛管理にはアセトアミノフェンの点滴，内服を主に用いているが，術中のデキサメタゾン投与は行っていない．成人に関しても小児と同様にアセトアミノ

表 1. 術後の出血程度分類

Grade	処置
I	自然停止
II	浸潤麻酔
III	全身麻酔下での止血
IV	外頸動脈の結紮
V	致命的な結果

フェンと NSAIDs による疼痛コントロールが推奨される[10].

2）手術デバイスの違いによる術後疼痛

扁摘には様々なデバイスが用いられる.凝固装置を用いずに Cold メスを用いて摘出を行い,深部結紮で止血する方法と,何らかの凝固装置を用いる Hot と呼ばれる方法に大別される.Hot と Cold の扁摘を比較したシステマティックレビュー[11]によると,電気凝固装置を用いた扁摘は Cold の場合と比較して術後 4 日目と 10 日目において,術後疼痛が多いと報告されている.

2017 年の Cochrane Database[12]によると小児と成人の扁摘においてコブレーションと Cold メス,電気メスなどの電気凝固装置を用いた術後疼痛についての比較では,術後 1 日目と 3 日目にコブレーションの術後疼痛が少なかったが,7 日目には差はなかったとされている.しかし,その程度はわずかで臨床的に意味があるか疑問であること,エビデンスの質が低いことからコブレーションが従来の扁摘より優れているかどうかは不明と結論づけている.

3）手術手技の違いによる術後疼痛

2020 年の Cochrane Database[13]では小児の閉塞性無呼吸障害に対する扁摘を対象として,被膜外扁桃摘出術と扁桃切除術を比較している.その結果,エビデンスの質は低いとしながらも術後 24 時間の疼痛に関しては,扁摘と扁桃切除術の間には差がなかったとされているが,扁桃切除術は通常生活までの回復日数は扁摘より 4 日間早いと報告されている.Chung ら[14]は成人の扁桃切除術と被膜内扁桃摘出術を比較するシステマティックレビューを行い,成人における扁摘と扁桃切除術の有効性は同等であり,痛み,鎮痛剤の使用,患者の満足度,手術時間,術後合併症の観点から扁桃切除術が好まれることを報告している.Sedgwick ら[15]は,コブレーションを用いた被膜内扁桃摘出術と被膜外扁桃摘出術を比較したシステマティックレビューとメタアナリシスを報告し,コブレーションを用いた被膜内扁桃摘出術は術後出血,術後疼痛ともに少ない可能性があるとしている.

6.術後出血

術後出血は扁摘における合併症の中でも,緊急に止血術を要したり,致死的になったりすることもある重篤な合併症である.術後出血は術後 24 時間未満で発生した場合は一次出血,術後 24 時間以上経過して発生した場合は二次出血と定義される.一次出血は術後 6 時間程度,二次出血は術後 7〜10 日にピークがあるとされている.術後出血の出血程度分類として Windfuhr ら[16]は表 1 のような分類を行っている.また,Stamberger 分類として表 2 のように重症度分類と出血のあった術後日数を記録する方法も報告されている[17].自然止血する Grade I の術後出血は二次出血として認められることが多い.このような二次出血は,扁桃窩にできた白苔が術後 1 週間前後ではがれる際に起こることが多い.

1）手術デバイスの違いによる術後出血

2017 年の Francis らによるシステマティックレ

表 2. 術後出血の重症度分類

Grade		出血エピソード
A		血の混ざった痰のエピソード
	A1	凝血塊がなく,創部出血なし
	A2	凝固物があるが,除去すると創部出血なし
B		活動性出血あり,治療が必要,その後傷が乾燥,血球数が正常範囲,ショックなし
	B1	最小限の出血,非侵襲的治療(例:アドレナリンスポンジ)後に止まる
	B2	局所麻酔による治療が必要な出血
C		全身麻酔での外科的治療,血球数はまだ正常範囲内,ショックなし
D		劇的な出血,ヘモグロビンの減少,輸血が必要,外科治療が困難,集中治療が必要な場合がある
E		出血または出血関連合併症による死亡

ビュー[18]によると一次出血は1.3%　4.8%が二次出血，2.2%が術後出血を止血するために再手術を必要としたと報告している．扁桃全摘出術における手術デバイスではハーモニック，レーザー，電気メス，コブレーション，Cold メスが対象となっており，電気メスとハーモニックによる扁摘では，二次出血の頻度が高かったとしている．被膜内扁桃摘出術に関しては，デバイスに関係なく，一次出血が4%未満，二次出血は3%未満であったと報告している．手術デバイスは術者のそれまでの慣れや好みにより優先的に使用されるため，この研究でみられた頻度の差に臨床的に意義があるかについては不明としている．

2）手術手技の違いによる術後出血

Chung らは，成人の被膜外扁桃摘出術と被膜内扁桃摘出術のシステマティックレビューを行い，被膜外扁桃摘出術に術後出血が多かったと報告し[14]，成人における扁桃切除術と扁摘の有効性は同等であり，痛み，鎮痛剤の使用，患者の満足度，手術時間，術後合併症の観点から扁桃切除術が好まれることを示唆していると結論づけている．成人の術後出血のに関して Inuzuka ら[19]は，全体の術後出血の頻度は21.8%，全身麻酔下の止血術が必要な術後出血は1.5%であったとの結果を示し，ロジスティック回帰分析により喫煙，男性，NSAIDs の使用が術後出血の危険因子である結論づけている．

3）術後創部感染と術後出血

二次出血の原因について Williamson ら[20]は，術後の扁桃窩の感染に注目して細菌感染と抗菌薬の影響を調査し，感染性病態が術後出血を起こしやすい可能性があるとしている．しかし，術後抗菌薬使用の有無による多数の無作為比較試験において抗菌薬内服の有無で術後出血に有意差がないことが示されている．さらに，AAO-HNSのガイドライン[9]には小児扁摘の周術期に抗菌薬を投与すべきではないとされている．これらのことから術後感染を抗菌薬にて抑制することは必ずしも二次出血の抑制にはつながらないのではないかと推測される．

4）術後出血を予防する手術手技

術後出血を抑制するための手技として Wang ら[21]は扁摘後の前口蓋弓と後口蓋弓を術中縫合する扁桃摘出術(tonsillectomy with intraoperative suturing：TIS)と術中縫合を行わない扁桃摘出術 (tonsillectomy without intraoperative suturing：TsIS)を扁桃摘出術後の出血(PTH)の予防において比較するシステマティックレビューとメタアナリシスを行った．その結果，TIS グループは TsIS グループよりも一次および二次 PTH 率が低く，一次出血の頻度は TsIS グループが2倍高かったとしている．しかし，二次出血の頻度と止血のために手術室に戻る頻度には差がなかったとしている．また，片側の前後口蓋弓を3針以上縫合した場合には術後出血の頻度が減ったとしており，3針以下の場合には縫合しなかった場合と術後出血の危険性は同じだとしている．

5）術後出血を予防する手術デバイス

Lin ら[22]は主に PTH に焦点を当て，コブレーションによる被膜内扁桃摘出術のシステマティックレビューとメタアナリシスを行い，コブレーションによる被膜内扁桃摘出術は，扁摘後の出血率が低いと結論づけている．Mao ら[23]は近年扁摘の新たなエナジーデバイスとして開発された BiZact® を使用した PTH を1,717症例で検討し，一次出血は0.1%と低かったが，二次出血は5.9%と他の Hot デバイスを用いた扁摘と変わらないと結論づけている．

7．呼吸器合併症

1）小児の呼吸器合併症

小児の術後呼吸器合併症は一般的であり，上気道閉塞，喉頭けいれん，気道浮腫，中枢性無呼吸など，多くの原因により引き起こされる．これらの合併症は，特に，睡眠時無呼吸，肥満，若年(3歳未満)，基礎疾患(ダウン症候群，ムコ多糖症，脳性麻痺)などの危険因子をもつ患者では，リスクが高まる．Canto ら[24]は閉塞性睡眠時無呼吸症候群(OSA)がある子どもとない子どもで術後の呼吸器合併症に対してメタアナリシスを行い，呼

吸器合併症が起こる頻度は9.4％であったと報告している．これは術後出血の2.4％よりも多く，合併症の頻度としては一番高かった．さらに，OSAの小児はOSAのない小児と比較して術後の呼吸器合併症が5倍多いこと，術後出血の頻度が低いことを明らかにした．

ほとんどの呼吸器合併症は手術終了し抜管した直後に発生し，軽症のものでは酸素投与，咽頭吸引，体位変換などで対処可能であるが，重症な場合には陽圧換気や再挿管が必要になることがある．術前のOSAの重症度や術前の最低酸素飽和度（Lowest SpO$_2$）の低値などが術後呼吸器合併症のリスク因子とされている．Ramirezら[25]重症OSAの小児を対象とし，21.5％で重篤な呼吸器合併症が発生したと報告し，PSG測定値のうち，酸素飽和度低下指数（ODI），Lowest SpO$_2$，酸素飽和度が90％未満の睡眠時間（%TST O$_2$＜90％）が術後呼吸器合併症に関連したとし，従来のAHIなどの測定値よりも術後プランニングに重要であると述べている．

2）成人の呼吸器合併症

成人の術後呼吸器合併症は，術後の血液や分泌物の誤嚥による肺炎や，扁桃肥大による閉塞後肺水腫などが原因となることがある．成人の扁摘合併症としての報告は少なく，これらの合併症で重篤な呼吸不全をきたすことは稀であるといえる．肥満患者の全身麻酔においては挿管困難，麻酔から回復中の気道閉塞による誤嚥など術後の呼吸器合併症が多くなるとされている．扁摘の適応となる慢性扁桃炎患者に肥満傾向がある場合は睡眠時無呼吸を合併していることも経験される．当科では睡眠時無呼吸を合併している慢性扁桃炎の患者では，術直後からCPAPを使用する，病的肥満患者においては気管挿管を行ったままICUに入室し，翌日にかけて術後出血の有無を確認しながらゆっくり人工呼吸器から離脱していくなどの工夫を行っている．

8．稀な合併症

扁摘においての稀な合併症としてKarkosら[26]

はシステマティックレビューを行っている．このレビューでは，小児の様々な症候群を合併した扁摘は除外したうえで，20の論文を集め，術後24時間以内，術後2週間以内，術後2週間以上の3つ見分けて検討している．術後24時間以内の合併症では皮下気腫が多く報告されており，2週間以内の合併症としてグリセル症候群（環軸椎亜脱臼）や内頸静脈血栓症を，2週間以後の合併症として味覚障害やイーグル症候群を報告した．現在でも手術10万件あたり7件と稀ではあるが扁摘後の死亡例も報告[27]されている．

まとめ

扁摘の合併症について解説し，その対策について述べた．扁摘は耳鼻咽喉科医になって最初に執刀する手術の一つである．頻度の高い合併症や稀な合併症があり，少し慣れてきたときに術後出血などの合併症を経験することがある．Karkosら[26]が述べているように一般的な手術である扁摘は結局のところ簡単ではないかもしれない．

参考文献

1) England RJ, Lau M, Ell SR：Angular cheilitis after tonsillectomy. Clin Otolaryngol Allied Sci, **24**：277-279, 1999.
2) Wang ST, Kang KT, Chang CF, et al：Voice Change After Adenotonsillectomy in Children：A Systematic Review and Meta-Analysis. Laryngoscope, Online ahead of print, 2023.
3) 堀口信夫：扁桃摘出術の音声に及ぼす影響．耳展，**9**：353-357, 1966.
4) 堀 洋二：口蓋扁桃摘出術が音声に及ぼす影響．耳鼻臨床，**88**：1647-1653, 1995.
5) Burckardt ES, Hillman RE, Murton O, et al：The impact of tonsillectomy on the adult singing voice：acoustic and aerodynamic measures. J Voice, **37**：101-104, 2023.
6) Kim BY, Lee SJ, Yun JH, et al：Taste Dysfunction after Tonsillectomy：A Meta-analysis. Ann Otol Rhinol Laryngol, **130**：205-210, 2021.
7) Kitaya S, Kikuchi T, Yahata I, et al：Risk factors of post-tonsillectomy dysgeusia. Auris Nasus Larynx, **47**：238-241, 2020.

Summary 扁摘後に生じる味覚障害のリスク因子について検討した本邦からの論文.

8) Gerbershagen HJ, Aduckathil S, van Wijck AJ, et al：Pain intensity on the first day after surgery：a prospective cohort study comparing 179 surgical procedures. Anesthesiol, **118**：934-944, 2013.
Summary 術後の疼痛の程度を調査した論文. もっとも痛みの強さが高い25の手術の一つに扁摘が挙げられている.

9) Mitchell RB, Archer SM, Ishman SL, et al：Clinical Practice Guideline：Tonsillectomy in Children(Update)-Executive Summary. Otolaryngol Head Neck Surg, **160**：187-205, 2019.
Summary AAO-HNSが作成した2011年の小児の扁桃摘出術ガイドラインの最新版.

10) Aldamluji N, Burgess A, Pogatzki-Zahn E, et al：PROSPECT guideline for tonsillectomy：systematic review and procedure-specific postoperative pain management recommendations. Anaesthesia, **76**：947-961, 2021.

11) Leinbach RF, Markwell SJ, Colliver JA, et al：Hot versus cold tonsillectomy：a systematic review of the literature. Otolaryngol Head Neck Surg, **129**：360-364, 2003.

12) Pynnonen M, Brinkmeier JV, Thorne MC, et al：Coblation versus other surgical techniques for tonsillectomy. Cochrane Database Syst Rev, **8**(8)：CD004619, 2017.

13) Blackshaw H, Springford LR, Zhang LY, et al：Tonsillectomy versus tonsillotomy for obstructive sleep-disordered breathing in children. Cochrane Database Syst Rev, **4**(4)：CD011365, 2020.

14) Wong Chung JERE, van Benthem PPG, Blom HM：Tonsillotomy versus tonsillectomy in adults suffering from tonsil-related afflictions：a systematic review. Acta Otolaryngol, **138**：492-501, 2018.

15) Sedgwick MJ, Saunders C, Bateman N：Intracapsular Tonsillectomy Using Plasma Ablation Versus Total Tonsillectomy：A Systematic Literature Review and Meta-Analysis. OTO Open, **7**：e22, 2023.

16) Windfuhr J, Seehafer M：Classification of haemorrhage following tonsillectomy. J Laryngol Otol, **115**：457-461, 2001.

17) Sarny S, Ossimitz G, Habermann W, et al：Hemorrhage following tonsil surgery：a multicenter prospective study. Laryngoscope, **121**：2553-2560, 2011.

18) Francis DO, Fonnesbeck C, Sathe N, et al：Postoperative bleeding and associated utilization following tonsillectomy in children. Otolaryngol Head Neck Surg, **156**：442-455, 2017.

19) Inuzuka Y, Mizutari K, Kamide D, et al：Risk factors of post-tonsillectomy hemorrhage in adults. Laryngoscope Investig Otolaryngol, **5**：1056-1062, 2020.

20) Williamson A, Coleman H, Douglas C：Does infection play a role in post-tonsillectomy haemorrhage? A narrative review. J Laryngol Otol, **137**：710-717, 2023.

21) Li B, Wang M, Wang Y, et al：Can intraoperative suturing reduce the incidence of posttonsillectomy hemorrhage? A systematic review and meta-analysis. Laryngoscope Investig Otolaryngol, **7**：1206-1216, 2022.

22) Lin H, Hajarizadeh B, Wood AJ, et al：Postoperative Outcomes of Intracapsular Tonsillectomy with Coblation：A Systematic Review and Meta-Analysis. Otolaryngol Head Neck Surg, Online ahead of print, 2023.

23) Mao B, Woods CM, Athanasiadis T, et al：BiZact™ tonsillectomy：Predictive factors for post-tonsillectomy haemorrhage from a 1717 case series. Clin Otolaryngol, **48**：672-679, 2023.

24) De Luca Canto G, Pachêco-Pereira C, Aydinoz S, et al：Adenotonsillectomy Complications：A Meta-analysis. Pediatrics, **136**：702-718, 2015.

25) Molero-Ramirez H, Tamae Kakazu M, Baroody F, et al：Polysomnography Parameters Assessing Gas Exchange Best Predict Postoperative Respiratory Complications Following Adenotonsillectomy in Children With Severe OSA. J Clin Sleep Med, **15**：1251-1259, 2019.

26) Leong SC, Karkos PD, Papouliakos SM, et al：Unusual complications of tonsillectomy：a systematic review. Am J Otolaryngol, **28**：419-422, 2007.

27) Edmonson MB, Zhao Q, Francis DO, et al：Association of Patient Characteristics With Postoperative Mortality in Children Undergoing Tonsillectomy in 5 US States. JAMA, **327**：2317-2325, 2022.

JAPAN OTOLOGICAL SOCIETY

耳科学 ～小さな宇宙を究める～

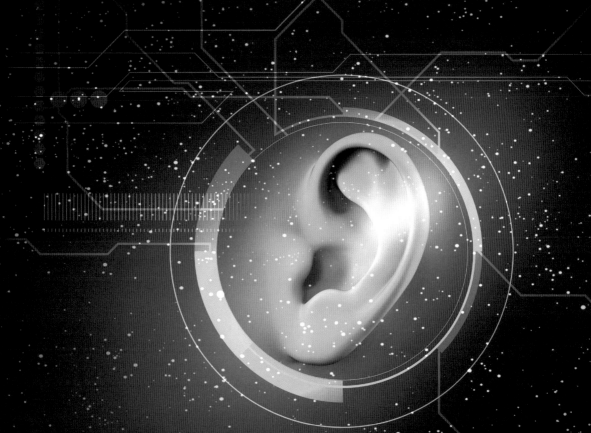

第34回
日本耳科学会総会・学術講演会

2024年**10/2**㊌～**5**㊏

演題募集期間 2024年**3**月**5**日㊋正午 ～ **4**月**30**日㊋正午

［会　場］**ウインクあいち**（愛知県産業労働センター）

［会　長］**曾根　三千彦**（名古屋大学大学院医学系研究科頭頸部・感覚器外科学耳鼻咽喉科教授）

［学会事務局］名古屋大学医学部 耳鼻咽喉科学教室
〒466-8550 名古屋市昭和区鶴舞町65　TEL：052-744-2323　FAX：052-744-2325　事務局長：吉田 忠雄

［運営事務局］株式会社コングレ 中部支社 コンベンション事業本部
〒461-0008 名古屋市東区武平町5-1 名古屋栄ビルディング7階　TEL：052-950-3340　FAX：052-950-3370（代）E-mail：jos34@congre.co.jp

MB ENT, 295：70-75, 2024

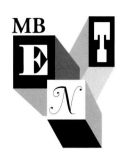

◆特集・扁桃手術の適応と新しい手技

扁桃癌ロボット手術

藤原和典*

Abstract 咽喉頭癌に対する経口的ロボット支援手術は保険収載後，症例数は増加し，普及を
みせている．海外においても，本邦においても良好な成績が報告されている．中咽頭癌の中でも
もっとも発生頻度が高いのは中咽頭側壁癌であり，現在もっともロボット手術が導入されている
部位である．経口的ロボット支援手術で重要なポイントとしては，実際のコンソール術者による
手術操作のみではなく，ダヴィンチサージカルシステムの特性の理解，症例選択，セッティング，
内腔からの解剖となり，これらを熟知することが良好な治療成績のみならず，安全な手術につな
がると考えられる．現在，ダヴィンチ SP も承認され，頭頸部領域においても適応の拡大が期待
される．

Key words 経口的ロボット支援手術(transoral robotic surgery：TORS)，ダヴィンチサージカ
ルシステム(da Vinci Surgical System)，咽喉頭癌

はじめに

近年，咽喉頭癌に経口的切除が導入され，徐々
に治療症例は増えている．本邦においては，経口
的咽喉頭部分切除術(transoral videolaryngo-
scopic surgery：TOVS)や内視鏡的咽喉頭手術
(endoscopic laryngo-pharyngeal surgery：
ELPS)が早期の咽喉頭癌の治療法として開発さ
れ，治療成績や安全性が報告されている．2020 年
には，これらの手術が鏡視下咽頭悪性腫瘍手術，
鏡視下喉頭悪性腫瘍手術として保険収載された．
また，経口的ロボット支援手術(transoral robotic
surgery：TORS)が米国で開発され，T1，T2 症
例に対する治療として米国食品医薬品局に承認さ
れ，その後，広く普及した．本邦では，単施設で
の臨床研究から始まり，その後，先進医療 B 制度
下での多施設臨床試験が行われた結果，2018 年に
本術式が頭頸部領域(経口的手術)に薬事承認され
た．2022 年 4 月からは TORS も保険収載され，鏡

視下咽頭悪性腫瘍手術(軟口蓋悪性腫瘍手術を含
む)(内視鏡手術用支援機器を用いる場合)，鏡視
下喉頭悪性腫瘍手術(内視鏡手術用支援機器を用
いる場合)の症例数は急激に増え，普及をみせて
いる．

頭頸部癌診療ガイドラインでも，T1，T2 症例
であれば放射線単独治療や経口的切除で根治でき
る症例も多く，術後の障害も比較的少ないと記載
されている[1]．また NCCN でも，咽喉頭癌に対す
る経口的ロボット支援手術や経口的レーザー切除
術は，アクセス可能な腫瘍に対する切除法として
記載されている[2]．したがって，経口的切除は，
咽喉頭癌において，標準的な治療法となってきて
いる．

近年，ヒトパピローマウイルス(human papil-
loma virus：HPV)感染が原因の中咽頭癌が増え
ている．本邦においても HPV 感染と中咽頭癌の
関係において，約 50%が p16 陽性であった[3]．現
在，TNM 分類において，HPV 関連中咽頭癌と

---

* Fujiwara Kazunori, 〒683-8504 鳥取県米子市西町 36-1　鳥取大学医学部耳鼻咽喉・頭頸部外科学分野，
教授

HPV 非関連中咽頭癌が区別された疾患として記載されており，HPV 関連中咽頭癌に関しては，低侵襲治療法の確立化のために，多くの比較試験が進行中である．また，米国のデータベースでは，TORS の普及に伴い，化学放射線治療から手術治療への移行が起こっていることが報告されている[4]．特に，ロボット手術で現在もっとも導入されているのは，中咽頭癌となる．また，中咽頭癌は前壁・側壁・上壁・後壁の 4 つの亜部位に分けられており，2019 年の頭頸部悪性腫瘍登録によると，中咽頭癌の中で，側壁癌が 57.0% ともっとも多く，続いて，中咽頭前壁癌が 22.7%，中咽頭上壁癌が 10.4% であった[3]．本稿では，中咽頭癌の中でもっとも発生頻度の高い中咽頭側壁癌（扁桃癌）に対するロボット手術について述べる．

適応

TORS の適応としては，中咽頭癌，声門上癌，下咽頭癌のうち，病期としては Tis，T1，T2 症例で，かつ節外浸潤を伴うリンパ節転移がない症例とされている．節外浸潤を伴うリンパ節転移がある症例においては，化学放射線治療が考慮されるため，経口的手術自体の適応とはならないと考えられる．また，開口障害のある症例，頸動脈や骨組織などの深部組織に浸潤している症例は適応とならず，術前の十分な評価のうえで適応を決めることが求められる．さらに，病変が咽頭全体の 1/2 周を超えないものと考えている．両側に広くまたがるような場合，術後に嚥下障害を生じる可能性がある．

日本頭頸部外科学会ロボット支援手術にかかわる指針・教育プログラム作成委員会から出されている TORS の適応としては，同様に，中咽頭癌，下咽頭癌，声門上癌のいずれかの癌と定義されている．また，「耳鼻咽喉頭頸部外科におけるロボット支援手術機器の適正使用指針」の中で初期症例としては，中咽頭（側壁・後壁・上壁）が望ましいことが記されている．安全に手術を施行していくためには，本指針を順守し，症例選択を行うこと

が重要であると考える[5]．今回のテーマである，扁桃癌においては，ロボット手術を開始するのに適した症例であると考えられる．

中咽頭癌については，基本的には，HPV 関連中咽頭癌も HPV 非関連中咽頭癌ともに，T ステージにおいて経口的手術の適応を決めている．T ステージが 2 以下である患者において，まず頸部郭清術を行い，節外浸潤がないか病理検査で確認し，最終的に手術適応を決定している．節外浸潤が認められた症例は，手術ではなく化学放射線治療を選択することが多い．なお，頸部リンパ節郭清を行う際，腫瘍の浸潤および切除範囲にもよるが，原発が中咽頭側壁癌の場合には顔面動脈や舌動脈を，前壁癌である場合には舌動脈の処理を行うことも検討する．これにより，術後出血を優位に抑制できるわけではないが，致死的な出血を回避することが期待される．

なお，本手術は嚥下機能が温存できることが重要な点である．術前から嚥下機能低下がある場合には，術後に嚥下障害が顕在化することが報告されている[6]．そのため，適応を吟味するために，術前に嚥下機能検査を評価することが推奨される．

ロボット手術の実際

ロボット手術では，適応を適切に選択することに加え，ロボットの特性を十分に把握しておくことが精度の高い手術を行うため重要である．また，セッティングがロボット手術の要所であり，手術の成否を決めるといっても過言ではないと考えている．これらのポイントについて述べる．

1．ダヴィンチサージカルシステム

現時点では，頭頸部領域にはダヴィンチサージカルシステムのみ，適応となっている．当院では，主に Xi を用いて手術を行っているので，Xi のシステムについて述べる．

本システムは，サージョンコンソールとビジョンカートとペーシェントカートの 3 つより構成されている．サージョンコンソールは 3D 内視鏡を映し出すステレオビューワー，鉗子を自由に操作

するマスターコントローラーおよびエネルギーデバイスなどの操作やカメラの操作機能を備えたフットペダルからなる．ペーシェントカートは，鉗子と内視鏡カメラを取り付けるアームからなり，マスターコントローラーからの指示を受けてアームや鉗子を動かし手術を行う．本システムは，術者がコンソールのビューポートを覗き，3D画像を見ながら2本のマスターコントローラーを操作し，手術を行うマスタースレーブ方式の内視鏡手術支援機器である．

2．セッティング

気道確保は，中咽頭側壁癌の場合には，経鼻挿管としている．これにより，気管チューブを鉗子操作の邪魔になりにくい位置に置くことができる．

ロボットのドッキングにおいては，開口器を用いて十分に咽頭を展開し，腫瘍をしっかり露出することに加え，鉗子の干渉や周辺臓器への鉗子による副損傷を防ぎ，できる限り操作範囲を広く確保できるような鉗子の配置を心がける．咽頭展開においては，FKWOリトラクターを用いて展開を行っているが，基本的には，スプーン型の下顎ブレードを使用している．体格の大きい患者には，しゃもじ型の舌用ブレードを用いている．しかし，病変部位や腫瘍の大きさによってバリエーションがあるため，満足がいく展開が得られるまで，かけ直すことが必要と考える．なお，展開の際には，舌を牽引して固定することにより，舌根部まで展開する．

ダヴィンチのドッキングでは，経口的に1本の硬性内視鏡と2本の鉗子を挿入するが，開口部ではポート位置が可能な限り三角形となるように配置することを心がける．3本のポートが同一平面となると鉗子同士の干渉が生じやすくなるため，中咽頭側壁癌の場合には，三角形の頂点には内視鏡を配置し，残りの頂点に鉗子(患側：スパチュラ，健側：メリーランド)を配置する．なお，基本的には，中咽頭側壁癌には，0°の内視鏡を用いるが，下極から舌根部への病変の広がりがある場合には，30°内視鏡を用いることでより視認性が得

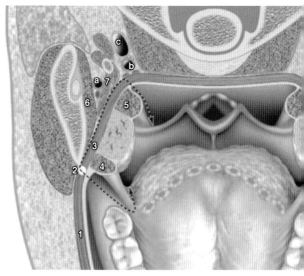

図1．経口切除における解剖学的断面図
1：頬筋，2：翼突下顎縫線，3：上咽頭収縮筋，4：口蓋舌筋，5：口蓋咽頭筋，6：内側翼突筋，7：茎突舌筋，a：外頸動脈，b：内頸動脈，c：内頸静脈，青の点線：切除ライン（文献7より改変）

られる．

3．実際の手術

中咽頭側壁癌では，lateral oropharyngectomyの術式で行う．まずはこの術式の理解が必要である．腫瘍の浸潤範囲にもよるが，中咽頭側壁癌の場合には，十分な安全域を確保するために，咽頭収縮筋に包んだ形で腫瘍を摘出する[7]（図1）．

手順としては以下のとおりである．外側では，翼突下顎縫線に沿って，上方では軟口蓋にかけて粘膜切開する（図2-a）．上咽頭収縮筋外側で，内側翼突筋，副咽頭間隙の脂肪を確認する（図2-b）．その際に，頬咽頭筋膜は腫瘍の浸潤がなければ，可能な限り温存することで，副咽頭間隙の脂肪が咽頭内への露出を防ぐことに有用である．脂肪がなくなると内頸動脈が露出してしまうので注意が必要である（図2-c）．

次に，軟口蓋から口蓋垂基部にかけて粘膜および咽頭収縮筋の切開を行う．切開線は口蓋咽頭筋と口蓋舌筋の起始部の高さに設定することで，腫瘍の露出を防ぎ，腫瘍断端の評価を容易とする．このラインでの切除は，術後の瘢痕形成により，鼻咽腔の逆流には問題とならないことがほとんどである．しかし，軟口蓋の切除範囲が大きくなっ

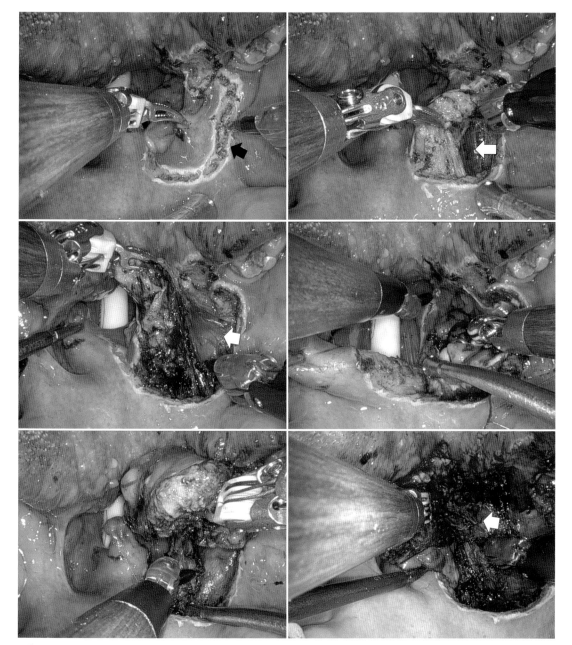

図 2. 中咽頭側壁癌に対する経口的ロボット支援手術の術野

a b
c d
e f

a：外側で翼突下顎縫線に沿って，上方では軟口蓋，下方では舌根にかけて粘膜切開して
　いる．（矢印：翼突下顎縫線）
b：咽頭収縮筋を確認し，外側で剝離している（矢印：咽頭収縮筋）
c：副咽頭の脂肪組織を確認し，温存している（矢印：副咽頭脂肪組織）
d：咽頭後壁の粘膜と咽頭収縮筋を切開している
e：腫瘍上方から頬咽頭筋膜上までしっかり切除し，その後，尾側に向かって剝離している
f：茎突舌筋を切除している（矢印：茎突舌筋）

た場合には，縫合処置を併施することを検討する．

　この操作が終わったのち，左右の鉗子を入れ替えて，腫瘍を外側に牽引して，咽頭後壁の粘膜切開を行い，さらに咽頭収縮筋も切開し，椎前筋膜の層を確認する（図 2-d）．

　腫瘍外側と内側で咽頭収縮筋の層が確認できる状態としたうえで，腫瘍上方から頬咽頭筋膜上までしっかり切除し，その後，尾側に向かって剝離

していく(図 2-e). そうすることで,切除部位の深さを確認しながら切除が可能となり,茎突舌筋や茎突咽頭筋の同定が容易となる(図 2-f).

なお,下端の操作をする際には,十分な安全域を確認して,舌根部の粘膜切開を行う. 広範に舌根部に腫瘍が浸潤する場合には,舌動脈やその枝を処理する必要がある.

手術の際には,術者は,ビューポートを覗き込み 3D 画像を見ながら,マスターコントローラーで鉗子を操作し,把持用鉗子で腫瘍を牽引しながら,モノポーラ機能を備えた鉗子で剝離切除を行う. 把持用鉗子にはバイポーラ機能も搭載されており,軽微な出血であれば十分コントロールが可能である. なお,血管を処理する場合には,積極的にクリッピングを行っている. 触覚がない点が,本システムの問題ではあるが,視認性が高く,組織の状態が明瞭に観察できるため,視覚で補正することが可能と考えている. 切除後は,中咽頭の場合には,術後咽頭腔が狭くなることで,嚥下圧が上がり,嚥下機能を維持することが想定されるため,ステロイドの局注や PGA シートなどは用いていない.

海外での報告

de Almeida らは 410 例(中咽頭癌 364 例,声門上癌 24 例,下咽頭癌 9 例など)での多施設試験を報告している. 症例は,T1 および T2 症例が主であり,治療後の追加治療としては,31.3%で放射線単独治療,21.3%で化学放射線療法が行われ,頸部郭清術は 78.8%に併施されている. 腫瘍学的成績としては,局所再発 4.4%,領域再発 3.7%,遠隔転移 2.4%であり,2 年局所制御率 91.8%,疾患特異的生存率 94.5%,2 年全生存率 91%であったと良好な腫瘍学的成績が報告されている[8]. 本邦でのロボット支援手術 68 例のデータでも,中咽頭癌に対するデータとして,断端陽性率は 10.3%,化学放射線治療などの追加治療を要した症例が 2.9%と良好な治療成績が報告されている[9].

原発不明癌の原発巣検索にも応用されており,Patel らは原発不明癌の頸部リンパ節転移例 47 例に対して,同側の口蓋扁桃摘出術および舌根粘膜切除術を行った結果,72.3%で原発巣を同定できたと報告している[10].

最後に

頭頸部領域で使用可能な手術支援ロボットとして,ダヴィンチ SP が本邦でも承認された.

これは単筒式の手術支援ロボットであり,直径 2.5 cm の筒の中にカメラと 3 本の鉗子が備えられている. 鉗子は直径 6 mm であり,軟性鏡のような自由度の高い動きが可能である. 鉗子同士の干渉が防げるため,より下咽頭などの領域へも使用しやすくなることが期待される. その他,手術支援ロボットが開発されており,頭頸部領域によりフィットした手術支援ロボットの開発が期待される. それにより,さらに適応が広がり,治療成績の向上につながることが期待される.

文　献

1) 日本頭頸部癌学会(編):頭頸部癌診療ガイドライン第 4 版. 金原出版,2022.
2) Head and Neck Cancer(2024). National Comprehensive Cancer Network.
3) 頭頸部癌全国悪性腫瘍登録 2019 年. http://www.jshnc.umin.ne.jp/pdf/HNCreport_2019.pdf
4) Cracchiolo JR, Baxi SS, Morris LG, et al：Increase in primary surgical treatment of T1 and T2 oropharyngeal squamous cell carcinoma and rates of adverse pathologic features：National Cancer Data Base. Cancer, **122**(10)：1523-1532. doi：10.1002/cncr.29938
5) 日本頭頸部外科学会 HP：耳鼻咽喉科頭頸部外科におけるロボット支援手術機器の適正使用指針. https://www.jshns.org/uploads/files/specialist/robot_shishin.pdf
6) Fujiwara K, Taira K, Donishi R, et al：Preoperative predictors of dysphagia after transoral surgery. Int J Clin Oncol, **26**(5)：835-840, 2021. doi：10.1007/s10147-021-01860-9

7) Rubin F, Laccourreye O, Weinstein GS, et al：Transoral lateral oropharyngectomy. Eur Ann Otorhinolaryngol Head Neck Dis, **134**(6)：419-422, 2017. doi：10.1016/j.anorl.2017.06.002

8) de Almeida JR, Li R, Magnuson JS, et al：Oncologic Outcomes After Transoral Robotic Surgery：A Multi-institutional Study. JAMA Otolaryngol Head Neck Surg, **141**(12)：1043-1051, 2015. doi：10.1001/jamaoto.2015.1508

9) Sano D, Shimizu A, Tateya I, et al：Treatment outcomes of transoral robotic and non-robotic surgeries to treat oropharyngeal, hypopharyngeal, and supraglottic squamous cell carcinoma：A multi-center retrospective observational study in Japan. Auris Nasus Larynx, **48**(3)：502-510, 2021. doi：10.1016/j.anl.2021.01.024
Summary 本邦における咽頭癌に対する経口的ロボット支援手術の多施設での臨床成績について報告されている.

10) Patel SA, Magnuson JS, Holsinger FC, et al：Robotic surgery for primary head and neck squamous cell carcinoma of unknown site. JAMA Otolaryngol Head Neck Surg, 139(11)：1203-1211, 2013.

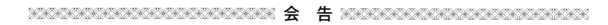

第 34 回　日本耳科学会
テーマ「耳科学〜小さな宇宙を究める〜」

会　期：2024 年 10 月 2 日（水）〜5 日（土）

会　場：ウインクあいち（愛知県産業労働センター）

　　　　〒 450-0002　愛知県名古屋市中村区名駅 4 丁目 4-38

会　長：曾根三千彦（名古屋大学大学院医学系研究科頭頸部・感覚器外科学耳鼻咽喉科教授）

演題募集期間：2024 年 3 月 5 日（火）正午〜4 月 30 日（火）正午

WEB サイト：https://www.congre.co.jp/jos34/

【事務局】 名古屋大学大学院医学系研究科　耳鼻咽喉科学教室

　　　　〒 466-8550　名古屋市昭和区鶴舞町 65

　　　　Tel：052-744-2323／Fax：052-744-2325

　　　　事務局長：吉田忠雄

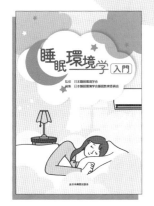
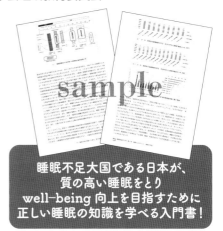

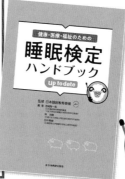

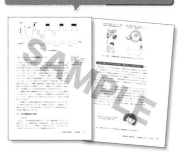

FAX による注文・住所変更届け

改定：2024 年 1 月

　　毎度ご購読いただきましてありがとうございます．

　　読者の皆様方に弊社の本をより確実にお届けさせていただくために，FAX でのご注文・住所変更届けを受けつけております．この機会に是非ご利用ください．

◇ご利用方法

　　FAX 専用注文書・住所変更届けは，そのまま切り離して FAX 用紙としてご利用ください．また，注文の場合手続き終了後，ご購入商品と郵便振替用紙を同封してお送りいたします．**代金が税込 5,000 円をこえる場合，代金引換便とさせて頂きます．**その他，申し込み・変更届けの方法は電話，郵便はがきも同様です．

◇代金引換について

　　代金が税込 5,000 円をこえる場合，代金引換とさせて頂きます．配達員が商品をお届けした際に，現金またはクレジットカード・デビットカードにて代金を配達員にお支払い下さい(本の代金＋消費税＋送料)．（※年間定期購読と同時に 5,000 円をこえるご注文を頂いた場合は代金引換とはなりません．郵便振替用紙を同封して発送いたします．代金後払いという形になります．送料は，定期購読を含むご注文の場合は弊社が負担します)

◇年間定期購読のお申し込みについて

　　年間定期購読は，1 年分を前金で頂いておりますため，代金引換とはなりません．郵便振替用紙を本と同封または別送いたします．送料弊社負担，また何月号からでもお申込み頂けます．

　　毎年末，次年度定期購読のご案内をお送りいたしますので，定期購読更新のお手間が非常に少なく済みます．

◇住所変更届けについて

　　年間購読をお申し込みされております方は，その期間中お届け先が変更します際，必ずご連絡下さいますようよろしくお願い致します．

◇取消，変更について

　　取消，変更につきましては，お早めに FAX，お電話でお知らせ下さい．

　　返品は，原則として受けつけておりませんが，返品の場合の郵送料はお客様負担とさせていただきます．その際は必ず弊社へご連絡ください．

◇ご送本について

　　ご送本につきましては，ご注文がありましてから約 1 週間前後とみていただきたいと思います．

◇個人情報の利用目的

　　お客様から収集させていただいた個人情報，ご注文情報は本サービスを提供する目的(本の発送，ご注文内容の確認，問い合わせに対しての回答等)以外には利用することはございません．

　　その他，ご不明な点は弊社までご連絡ください．

株式会社　全日本病院出版会　　〒113-0033 東京都文京区本郷 3-16-4-7 F
電話 03(5689)5989　FAX03(5689)8030　郵便振替口座 00160-9-58753

年　　月　　日

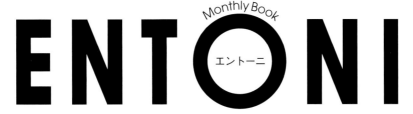

FAX 専用注文書

「Monthly Book ENTONI」誌のご注文の際は，このFAX専用注文書もご利用頂けます．また電話でのお申し込みも受け付けております．毎月確実に入手したい方には年間購読申し込みをお勧めいたします．また各号1冊からの注文もできますので，お気軽にお問い合わせください．

バックナンバー合計5,000円以上のご注文は代金引換発送

―お問い合わせ先―
㈱全日本病院出版会　営業部
電話 03(5689)5989　　FAX 03(5689)8030

□年間定期購読申し込み　**No.**　　から

□バックナンバー申し込み

No.	－	冊	No.	－	冊	No.	－	冊	No.	－	冊
No.	－	冊	No.	－	冊	No.	－	冊	No.	－	冊
No.	－	冊	No.	－	冊	No.	－	冊	No.	－	冊
No.	－	冊	No.	－	冊	No.	－	冊	No.	－	冊

□他誌ご注文

	冊		冊

お名前	フリガナ　　　　　　　　　　　　　　　　　㊞	電話番号
ご送付先	〒　　－　　　　　　　　　　　　　　　　　　　　　□自宅　　□お勤め先	

領収書　無 ・ 有　（宛名：　　　　　　　　　　　　　）

FAX 03-5689-8030 全日本病院出版会行

年　　　月　　　日

住 所 変 更 届 け

お名前	フリガナ	
お客様番号		毎回お送りしています封筒のお名前の右上に印字されております8ケタの番号をご記入下さい。
新お届け先	〒　　　　　　都道 　　　　　　　　府県	
新電話番号	（　　　　　）	
変更日付	年　　　月　　　日より	月号より
旧お届け先	〒	

※ 年間購読を注文されております雑誌・書籍名に✓を付けて下さい。

- ☐ Monthly Book Orthopaedics （月刊誌）
- ☐ Monthly Book Derma. （月刊誌）
- ☐ Monthly Book Medical Rehabilitation （月刊誌）
- ☐ Monthly Book ENTONI （月刊誌）
- ☐ PEPARS （月刊誌）
- ☐ Monthly Book OCULISTA （月刊誌）

FAX 03-5689-8030

全日本病院出版会行

通常号⇒ No.278 まで　本体 2,500 円＋税
　　　　No.279 以降　本体 2,600 円＋税
※その他のバックナンバー，各目次等
　の詳しい内容は HP
　(www.zenniti.com) をご覧下さい.

Monthly Book ENTONI　No.295

2024 年 4 月 15 日発行（毎月 1 回 15 日発行）
定価は表紙に表示してあります.
Printed in Japan

発行者　　末　定　広　光
発行所　　株式会社　全日本病院出版会
〒 113-0033　東京都文京区本郷 3 丁目 16 番 4 号 7 階
　　　　　電話（03）5689-5989　Fax（03）5689-8030
　　　　　郵便振替口座 00160-9-58753

印刷・製本　三報社印刷株式会社　　　　電話（03）3637-0005
広告取扱店　株式会社文京メディカル　　電話（03）3817-8036

© ZEN・NIHONBYOIN・SHUPPANKAI, 2024